古醫籍稀見版本影印存真文庫

傷寒論

漢·張仲景 撰

中醫古籍出版社
Publishing House of Ancient Chinese Medical Books

圖書在版編目（CIP）數據

傷寒論/（漢）張仲景撰.—北京：中醫古籍出版社，
2018.11（2025.3 重印）
（古醫籍稀見版本影印存真文庫）
ISBN 978-7-5152-1668-3
Ⅰ.①傷… Ⅱ.①張… Ⅲ.①《傷寒論》 Ⅳ.①R222.2
中國版本圖書館 CIP 數據核字（2018）第 047255 號

古醫籍稀見版本影印存真文庫
傷寒論 漢·張仲景 撰

責任編輯 黄 鑫
封面設計 韓博玥
出版發行 中醫古籍出版社
社 址 北京市東城區東直門内南小街16號（100700）
電 話 010-64089446（總編室） 010-64002949（發行部）
網 址 www. zhongyiguji. com. cn
印 刷 北京市泰鋭印刷有限責任公司
開 本 850mm×1168mm 32開
印 張 14.875
字 數 90千字
版 次 2018年11月第1版 2025年3月第3次印刷
書 號 ISBN 978-7-5152-1668-3
定 價 60.00圓

國家古籍出版
專項經費資助項目

據中國中醫科學院圖書館藏明萬曆海虞趙開美本影印原書版框高二零二毫米寬一三三毫米

出版説明

中醫藥學是中華民族優秀傳統文化的重要組成部分，是我國醫學科學的特色，也是生命科學中具有自主創新優勢的領域。歷代存留下來的中醫典籍是我國寶貴的文化遺産，其承載着中華民族特有的精神價值、思維方法、想象力和創造力，是中醫藥科技進步和創新的源泉。對中醫古籍進行保護與整理，即是保護了我國全部古籍中的一個重要的組成部分。

《古醫籍稀見版本影印存真文庫》在全面調查現存古醫籍版本情况的基礎上，遴選出五十餘種具有較高學術價值、文獻價值的古醫籍，對其稀見的版本進行搶救性地挖掘整理，其内容涵蓋中醫臨床内、外、婦、兒、針灸、五官各科及基礎理論等領域。這些版本多爲亟待搶救的瀕危版本、珍稀版本、孤本、善本，或者曾經流傳但近幾十年來世面上已很難見到的版本，屬於讀者迫切需要掌握的知識載體，具有較高的出版價值。爲方便讀者閲讀與使用，本叢書整理者對所遴選古籍的版本源流及存世狀況進行了考辨，撰寫了提要，簡介了作者生平，評述了著作的學術價值；爲避免在整理過程中出現各種紕漏，最大限度地保留文獻原貌，我社決定採用影印整理出版的方式。

此次所選書目具有兩個特點：一是以學術性和實用性兼顧爲原則，選擇凝結歷代醫藥學家獨到理論精粹及豐富臨床經驗的精品力作，突出臨證實用，並且充分注重各類中醫古籍的覆蓋面，除了喉科之外，其餘各類均有涉及；二是選擇稀見版本，影印出版，不僅可以避免目前市場上古籍整理類書籍魚目混雜、貽誤後學之弊，而且能夠完整地體現歷史文獻的真實和完整性，爲讀者研習中醫提供真實的第一手資料。該叢書對於保護和利用中醫藥古籍，發揚和傳承中醫藥文化，更好地爲中醫藥科研、臨床、教學服務具有重大的意義。

我社自二十世紀八十年代成立以來，陸續出版了大型系列古籍叢書，影印的有《中醫珍本叢書》《文淵閣四庫全書子部醫家類》《北京大學圖書館館藏善本醫書》《海外回歸中醫古籍善本集萃》《中醫古籍孤本大全》等，自出版後廣受學界和藏書機構歡迎。實踐證明，以影印爲基礎進行文獻開發，不僅符合學術研究和收藏需要，而且操作性更强，對促進文獻批露意義重大。

在編輯過程中，我們遵循《古醫籍稀見版本影印存真文庫》的編輯規範，進行了嚴格地查重，並核查原書，爲每種圖書製作了新的書名頁，重新編目，讓讀者一目瞭然。爲了讓讀者真真切切地感受古籍的原汁原味，我們對前言和目録均採用繁體竪排形式。需要説明的是，所收珍本中有缺卷或缺頁的情況，由於這些珍本基本上没有複本，我們没有進行配補，僅作了相應的標注，也留下了些許遺憾，敬請廣大讀者諒解。

中醫古籍出版社

二零一五年九月

前言

醫道源自炎黄，經方興于伊尹。未入其門，而自認爲升堂，以其昏昏，使人昭昭。因襲異學，雜糅臆說，取法乎下，乃得其化。故非徹悟軒岐問對、仲景論辨，斷難以會通陰陽、窮其變化、彰顯玄冥、洞析幽隱。

後漢張仲景（名機，南郡涅陽人），發微《素問》，用廣《湯液》，勤求古訓，博采眾方，撰《傷寒卒病論》十六卷（約成書于公元二零五年左右）。西晉太醫令王叔和編次外感熱病部分，并經宋代林億校正，而爲現存之《傷寒論》十卷。共二十二篇，三百九十七法，一百一十三方。其論言精而奥，法簡而詳，一證一方，萬選萬中，被稱爲群方之祖。第一卷爲『辨脉法』和『平脉法』兩篇，主要論述傷寒及雜病的脉、證與預後。第二卷爲『傷寒例』『辨痓濕暍脉證』『太陽病脉證并治上』，述及六經發生、發展、治療、預後的一般規律、痓濕暍的證治。第三卷至第六卷則闡述太陽、陽明、少陽、太陰、少陰、厥陰等六經病的脉、證、治療與預後。第七卷至第十卷主要論述霍亂、陰陽易、勞複的證治及傷寒病的可汗不可汗、可吐不可吐、可下不可下等。

《傷寒論》的突出成就之一是確立了六經辨證體系。張仲景運用四診八綱，對傷寒各階段的辨脉、審證、論治、立方、用藥規律等，以條文的形式加以全面闡釋。《傷寒論》以三陽三陰六病爲綱，辨陰陽虛實寒熱表裏之脉證，施汗吐下和溫清補消之治法，從而確立辨證論治之大則，樹理法方藥之楷模。如太陽虛實之解肌發汗，少陰寒熱之扶陽育陰，汗後惡寒以芍甘附子顧其虛，汗後發熱以調胃承氣洩其實，皆爲虛實寒熱之辨析。又虛則先治其裏，實則先解其表，四逆之救裏，桂枝之救表，麻附辛之於太少合病，大青龍之於表實裏熱，均是表裏緩急之權衡。『觀其脉證，知犯何逆，隨證治之』。求其所屬，伏其所因，導其勢以使氣和。凡寒熱虛實之態勢，表裏開合之趨勢，六病傳變之時勢，縱横相作，化不可待。務必審時度勢，從反利導，謹守病機，無失氣宜，始得仲景之心法。

《傷寒論》的另一突出成就是對中醫方劑學的重大貢獻。書中提出了完整的組方原則，并將八法具體運用到方劑之中，介紹了桂枝湯、麻黄湯、白虎湯、麻黄杏仁石膏甘草湯、小承氣湯、小柴胡湯等代表名方。書中記載的方劑，大多療效可靠，切合臨床實際，經歷代醫家的反復應用，屢試有效。由於書中所載方劑精於選藥，講究配伍，主治明確，效驗卓著，後世譽之爲『衆方之祖』，尊之爲『經方』。

《傷寒論》原書曾經西晉王叔和整理編次，在五代十國時期已經處於一線單傳、存亡繼絕的危機狀態。此書在北宋國家書府秘藏八九十年，嘉佑年間（一零五六—一零六三），北宋校正醫書局成立，選高繼沖進獻本爲底本，由孫奇、林億等校定，于一零六五年由朝廷詔命國子監雕版刊行，名爲定本

《傷寒論》，結束了從漢末至宋八百餘年傳本歧出、條文錯亂的局面。至元代，白文本《傷寒論》除少數藏書家偶有其書外，社會上已無該書。明萬曆二十七年（一五九九），江蘇常熟藏書家趙開美偶然得到北宋刻本《傷寒論》十卷，請優秀刻工將此書收刻于《仲景全書》中。北宋原刻本旋即丟失，現今仍在留存的只有趙開美本。今據趙開美本《仲景全書》影印出版，以飨讀者。

中醫古籍出版社

目録

刻仲景全書序

歲乙未。吾邑疫厲大作予家臧獲。率六七就枕席。吾吳和緩明卿沈君南昉在海虞。藉其力而起死亡殆徧。予家得大造于沈君矣。不知沈君操何術而若斯之神。因詢之。君曰。予豈探龍藏秘典剖青囊奧旨而神斯也哉。特于仲景之傷寒論窺一斑兩斑耳。予曰。吾聞是書于家大夫之日久矣。而書肆閒絶不可得。君曰予誠有之。予讀而知其為成無己所解之書也。然而魚亥不可正。句讀不可離矣。已而搆得數本字為之正。句為之離。補其脫略。訂其舛錯。沈君曰是可謂完書。仲景之忠臣也。予謝不敏。先大夫命之爾。其板行。斯以惠厥同胞。不肖孤曰唯唯。沈君曰。金匱要略仲景治雜證之秘也。盡并刻之。已見古人攻擊補瀉緩急調停之心法。先大夫曰小子識之。不肖孤曰敬哉。既合刻則名何從。先大夫曰可執。命之名仲景全書。既刻已。復得宋板傷寒論焉。予曩固知成注非全文。及得是書。不啻拱璧。轉卷間而後知成之荒也。因復并刻之。所以承先大夫之志歟。又故紙中檢得傷寒類證三卷。所以隱括仲景之書。去其煩而歸之簡。聚其散而彙之一。其于病證脈方若標月指之明且盡。仲景之法于是粲然無遺矣。乃并附于後。予因是哀夫世之人向故不得盡命而死也。夫仲景殫心思于軒岐辨證候于絲髮。著爲百十二方。以全民命。斯何其仁且愛而躋一世于仁壽之域也。乃今之業醫者。舍本逐末。超者曰東垣。局者曰丹溪已矣。而家稱高識者則玉機微義是宗。若素問若靈樞若玄珠密語則昭焉茫乎而不知旨歸。而語之以張仲景劉河間幾不能知其人與世代。猶靦然曰吾能已病足矣。奚高遠之是務。且於今之讀軒岐書者。必加誚曰。是夫也徒讀父書耳。不知兵變已。夫不知變者世誠有之。以其變之難通而遂棄之者。是猶食而咽也去食以求養生者哉。必且不然矣。則今日是書之刻。烏知不為肉食者大噬乎。說者謂陸宣公達而以奏疏醫天下。窮而聚方書以醫萬民。吾子固慭然有世思哉。予曰不不。是先大夫之志也。先大夫固嘗以奏疏醫父子之倫。醫朋黨之漸。醫東南之民瘼。以直言敢諫

醫諂諛者之膏肓。故蹪之日多。達之日

少。而是書之刻也其先大夫宣公之志

與。今先大夫殁垂四年而書成。先大

夫處江湖退憂之心盖與居廟堂進

憂之心同一無窮矣。客曰子實為之

而以為先公之志。殆所謂善則稱親與。不

肖孤曰不。不。是先大夫之志也。

萬曆己亥三月穀旦海虞清常道

人趙開美序。

傷寒論序

夫傷寒論蓋祖述大聖人之意諸家莫其倫擬故晉皇甫謐序甲乙鍼經云伊尹以元聖之才撰用神農本草以為湯液漢張仲景論廣湯液為十數卷用之多驗近世太醫令王叔和撰次仲景遺論甚精皆可施用是仲景本伊尹之法伊尹本神農之經得不謂祖述大聖人之意乎張仲景漢書無傳見名醫錄云南陽人名機仲景乃其字也舉孝廉官至長沙太守始受術於同郡張伯祖時人言識用精微過其師所著論其言精而奧其法簡而

詳。非淺聞寡見者所能及。自仲景于今八百餘年。惟王叔和能學之。其間如葛洪陶景胡洽徐之才孫思邈輩。非不才也。但各自名家。而不能脩明之。開寶中。節度使高繼沖曾編錄進上。其文理舛錯。未嘗考正。歷代雖藏之書府。亦闕於讐校。是使治病之流。舉天下無或知者。國家詔儒臣校正醫書。臣奇續被其選。以為百病之急。無急於傷寒。今先校定張仲景傷寒論十卷。總二十二篇。證外合三百九十七法。除複重定有一百一十二方。今請頒行。太子右贊善大夫臣高保衡。尚書屯田員外郎

臣孫奇尚書司封郎中祕閣校理臣林億等謹上

傷寒卒病論集

論曰。余每覽越人入虢之診。望齊侯之色。未嘗不慨然歎其才秀也。怪當今居世之士。曾不留神醫藥。精究方術。上以療君親之疾。下以救貧賤之厄。中以保身長全。以養其生。但競逐榮勢。企踵權豪。孜孜汲汲。惟名利是務。崇飾其末。忽棄其本。華其外而悴其內。皮之不存。毛将安附焉。卒然遭邪風之氣。嬰非常之疾。患及禍至。而方震慄。降志屈節。欽望巫祝。告窮歸天。束手受敗。賫百年之壽命。持至貴之重器。委付凡醫。恣其所措。咄嗟嗚呼。厥身

巳斃神明消滅變為異物幽潛重泉徒為啼泣痛
夫舉世昏迷莫能覺悟不惜其命若是輕生彼何
榮勢之云哉而進不能愛人知人退不能愛身知
巳遇災值禍身居厄地蒙蒙昧昧惷若遊魂哀乎
趨世之士馳競浮華不固根本忘軀徇物危若冰
谷至於是也余宗族素多向餘二百建安紀年以
来猶未十稔其死亡者三分有二傷寒十居其七
感往昔之淪喪傷橫夭之莫救乃勤求古訓博采
衆方撰用素問九卷八十一難陰陽大論胎臚藥
錄并平脉辨證為傷寒雜病論合十六卷雖未能

盡愈諸病。庶可以見病知源。若能尋余所集。思過半矣。夫天布五行。以運萬類。人禀五常。以有五藏。經絡府俞。隂陽會通。玄冥幽微。變化難極。自非才高識妙。豈能探其理致哉。上古有神農黃帝岐伯伯高雷公少俞少師仲文。中世有長桑扁鵲。漢有公乘陽慶及倉公。下此以往。未之聞也。觀今之醫。不念思求經旨。以演其所知。各承家技。終始順舊。省疾問病。務在口給。相對斯須。便處湯藥。按寸不及尺。握手不及足。人迎趺陽。三部不參。動數發息。不滿五十。短期未知。決診九候。曾無髣髴。明堂闕庭。盡不見察。所謂窺管而已。夫欲視死別生。實為難矣。孔子云。生而知之者上。學則亞之。多聞博識。知之次也。余宿尚方術。請事斯語。

仲景全書目録

翻刻宋板傷寒論全文

辨發汗吐下後病脉證并治

傷寒論卷第一　　仲景全書第一

漢　張仲景述　　晉　王叔和撰次

宋　林億校正

明　趙開美校刻

沈琳仝校

辨脉法第一

問曰。脉有陰陽。何謂也。荅曰。凡脉大浮數動滑。此名陽也。脉沈濇弱弦微。此名陰也。凡陰病見陽脉者生。陽病見陰脉者死。

問曰脉有陽結陰結者何以別之荅曰其脉浮而數能食不大便者此為實名曰陽結也期十七日當劇其脉沉而遲不能食身體重大便反鞕音硬下同名曰陰結也期十四日當劇

問曰病有灑淅惡寒而復發熱者何荅曰陰脉不足陽往從之陽脉不足陰往乘之曰何謂陽不足荅曰假令寸口脉微名曰陽不足陰氣上入陽中則灑淅惡寒也曰何謂陰不足荅曰尺脉弱名曰陰不足陽氣下陷入陰中則發熱也陽脉浮一作微陰脉弱者則血虛血虛則筋急也其脉沉者榮氣

微也其脉浮而汗出如流珠者衞氣衰也榮氣微者加燒針則血留不行更發熱而躁煩也

脉藹藹如車蓋者名曰陽結也（一云秋脉）

脉累累如循長竿者名曰陰結也（一云夏脉）

脉瞥瞥如羹上肥者陽氣微也

脉縈縈如蜘蛛絲者陽氣衰也（一云陰氣）

脉綿綿如瀉漆之絶者亡其血也

脉来緩時一止復来者名曰結脉来數時一止復来者名曰促（一作縱）脉陽盛則促陰盛則結此皆病脉

陰陽相搏名曰動陽動則汗出陰動則發熱形冷惡寒者此三焦傷也若數脉見於關上上下無頭尾如豆大厥厥動搖者名曰動也

陽脉浮大而濡陰脉浮大而濡陰脉與陽脉同等者名曰緩也

脉浮而緊者名曰弦也弦者狀如弓弦按之不移也脉緊者如轉索無常也

脉弦而大弦則為減大則為芤減則為寒芤則為虛寒虛相搏此名為革婦人則半產漏下男子則亡血失精

問曰。病有戰而汗出。因得解者。何也。答曰。脈浮而緊。按之反芤。此為本虛。故當戰而汗出也。其人本虛。是以發戰。以脈浮。故當汗出而解也。若脈浮而數。按之不芤。此人本不虛。若欲自解。但汗出耳。不發戰也。

問曰。病有不戰而汗出解者。何也。答曰。脈大而浮數。故知不戰汗出而解也。

問曰。病有不戰不汗出而解者。何也。答曰。其脈自微。此以曾發汗。若吐。若下。若亡血。以內無津液。此陰陽自和。必自愈。故不戰不汗出而解也。

問曰。傷寒三日。脉浮數而微。病人身涼和者。何也。
荅曰。此為欲解也。解以夜半。脉浮而解者。濈然汗出也。脉數而解者。必能食也。脉微而解者。必大汗出也。

問曰。脉病欲知愈未愈者。何以别之。荅曰。寸口關上尺中三處。大小浮沈遲數同等。雖有寒熱不解者。此脉陰陽為和平。雖劇當愈。

師曰。立夏得洪（一作浮）大脉。是其本位。其人病身體苦疼重者。須發其汗。若明日身不疼不重者。不須發汗。若汗濈濈自出者。明日便解矣。何以言之。立

夏脉洪大是其時脉故使然也四時倣此

問曰凡病欲知何時得何時愈荅曰假令夜半得病者明日日中愈日中得病者夜半愈何以言之日中得病夜半愈者以陽得陰則解也夜半得病明日日中愈者以陰得陽則解也

寸口脉浮為在表沉為在裏數為在府遲為在藏假令脉遲此為在藏也

趺陽脉浮而濇少陰脉如經者其病在脾法當下利何以知之若脉浮大者氣實血虛也今趺陽脉浮而濇故知脾氣不足胃氣虛也以少陰脉弦而

浮。一作沈纔見此為調脉。故稱如經也。若反滑而數者。故知當屎膿也。玉函作溺

寸口脉浮而緊。浮則為風。緊則為寒。風則傷衛。寒則傷榮。榮衛俱病。骨節煩疼。當發其汗也。

趺陽脉遲而緩。胃氣如經也。趺陽脉浮而數。浮則傷胃。數則動脾。此非本病。醫特下之所為也。榮衛內陷。其數先微。脉反但浮。其人必大便鞕。氣噫而除。何以言之。本以數脉動脾。其數先微。故知脾氣不治。大便鞕。氣噫而除。今脉反浮。其數改微。邪氣獨留。心中則飢。邪熱不殺穀。潮熱發渴。數脉當遲

緩。脉因前後度數如法。病者則飢。數脉不時。則生惡瘡也。

師曰。病人脉微而濇者。此為醫所病也。大發其汗。又數大下之。其人亡血。病當惡寒。後乃發熱。無休止。時夏月盛熱。欲著複衣。冬月盛寒。欲裸其身。所以然者。陽微則惡寒。陰弱則發熱。此醫發其汗。使陽氣微。又大下之。令陰氣弱。五月之時。陽氣在表。胃中虛冷。以陽氣內微。不能勝冷。故欲著複衣。十一月之時。陽氣在裏。胃中煩熱。以陰氣內弱。不能勝熱。故欲裸其身。又陰脉遲濇。故知亡血也。

脉浮而大。心下反鞕。有熱。屬藏者。攻之。不令發汗。屬府者。不令溲數。溲數則大便鞕。汗多則熱愈。汗少。則便難。脉遲尚未可攻。

脉浮而洪。身汗如油。喘而不休。水漿不下。形體不仁。乍静乍亂。此為命絶也。又未知何藏先受其災。若汗出髮潤。喘不休者。此為肺先絶也。陽反獨留。形體如煙熏。直視搖頭者。此為心絶也。唇吻反青。四肢漐習者。此為肝絶也。環口黧黑。柔汗發黃者。此為脾絶也。溲便遺失。狂言。目反直視者。此為腎絶也。又未知何藏陰陽前絶。若陽氣前絶。陰氣後竭者。其人死身色必青。陰氣前絶。陽氣後竭者。其人死身色必赤。腋下溫。心下熱也。

寸口脉浮大。而醫反下之。此爲大逆。浮則無血。大則爲寒。寒氣相摶。則爲腸鳴。醫乃不知。而反飲冷水。令汗大出。水得寒氣。冷必相摶。其人即䭇。音噎下同

趺陽脉浮。浮則爲虚。浮虚相摶。故令氣䭇。言胃氣虚竭也。脉滑則爲噦。此爲醫咎。責虚取實。守空迫血。脉浮鼻中燥者。必衄也。

諸脉浮數。當發熱。而洒淅惡寒。若有痛處。飲食如常者。畜積有膿也。

脉浮而遲面熱赤而戰惕者六七日當汗出而解反發熱者差遲遲為無陽不能作汗其身必痒也

寸口脉陰陽俱緊者法當清邪中於上焦濁邪中於下焦清邪中上名曰潔也濁邪中下名曰渾也陰中於邪必內慄也表氣微虛裏氣不守故使邪中於陰也陽中於邪必發熱頭痛項強頸攣腰痛脛酸所為陽中霧露之氣故曰清邪中上濁邪中下陰氣為慄足膝逆冷便溺妄出表氣微虛裏氣微急三焦相溷內外不通上焦怫(音佛下同)鬱藏氣相熏口爛食斷也中焦不治胃氣上衝脾氣不轉胃

中為濁榮衛不通血凝不流若衛氣前通者小便赤黄與熱相搏因熱作使遊於經絡出入藏府熱氣所過則為癰膿若陰氣前通者陽氣厥微陰無所使客氣内入嚏而出之聲嗢(乙骨切)咽塞寒厥相追為熱所擁血凝自下狀如豚肝陰陽俱厥脾氣孤弱五液注下下焦不盍(一作闔)清便下重令便數難齊築湫痛命將難全

脉陰陽俱緊者口中氣出脣口乾燥踡臥足冷鼻中涕出舌上胎滑勿妄治也到七日以來其人微發熱手足温者此為欲解或到八日以上反大發

熱者。此為難治。設使惡寒者。必欲嘔也。腹內痛者。
必欲利也。
脉陰陽俱緊。至於吐利。其脉獨不解。緊去入安。此為欲解。若脉遲至六七日不欲食。此為晚發。水停故也。為未解。食自可者。為欲解。病六七日。手足三部脉皆至。大煩而口噤不能言。其人躁擾者。必欲解也。若脉和。其人大煩。目重。瞼內際黃者。此欲解也。
脉浮而數。浮為風。數為虛。風為熱。虛為寒。風虛相搏。則洒淅惡寒也。

脉浮而滑。浮為陽。滑為實。陽實相搏。其脉數疾。衛氣失度。浮滑之脉數疾。發熱汗出者。此為不治。

傷寒欬逆上氣。其脉散者死。謂其形損故也。

平脉法第二

問曰。脉有三部。陰陽相乘。榮衛血氣。在人體躬。呼吸出入。上下於中。因息遊布。津液流通。隨時動作。效象形容。春弦秋浮。冬沈夏洪。察色觀脉。大小不同。一時之間。變無經常。尺寸參差。或短或長。上下乖錯。或存或亡。病輒改易。進退低昂。心迷意惑。動失紀綱。願為具陳。令得分明。師曰。子之所問。道之根源。脉有三部。尺寸及關。榮衛流行。不失衡銓。腎沈心洪。肺浮肝弦。此自經常。不失銖分。出入升降。漏刻周旋。水下百刻。一周循環。當復寸口。虛實見焉。變化相乘。陰陽相干。風則浮虛。寒則牢堅。沈潛水滀。支飲急弦。動則為痛。數則熱煩。設有不應。知變所緣。三部不同。病各異端。大過可怪。不及亦然。邪不空見。終必有奸。審察表裏。三焦別焉。知其所舍。消息診看。料度府藏。獨見若神。為子條記。傳與賢人。

師曰。呼吸者。脉之頭也。初持脉。来疾去遲。此出疾入遲。名曰內虛外實也。初持脉。来遲去疾。此出遲入疾。名曰內實外虛也。

問曰。上工望而知之。中工問而知之。下工脉而知之。願聞其說。師曰。病家人請云。病人苦發熱。身體疼。病人自臥。師到。診其脉。沈而遲者。知其差也。何以知之。若表有病者。脉當浮大。今脉反沈遲。故知愈也。假令病人云。腹內卒痛。病人自坐。師到脉之。浮而大者。知其差也。何以知之。若裏有病者。脉當沈而細。今脉浮大。故知愈也。

師曰。病家人来請云。病人發熱。煩極。明日師到。病人向壁臥。此熱已去也。設令脉不和。處言已愈。設令向壁臥。聞師到不驚起而盻視。若三言三止。脉之嚥唾者。此詐病也。設令脉自和。處言此病大重。當須服吐下藥。針灸數十百處乃愈。

師持脉。病人欠者。無病也。脉之呻者。病也。言遲者。風也。搖頭言者。裏痛也。行遲者。表強也。坐而伏者。短氣也。坐而下一脚者。腰痛也。裏實護腹。如懷卵物者。心痛也。

師曰。伏氣之病。以意候之。今月之内。欲有伏氣。假令舊有伏氣。當須脉之。若脉微弱者。當喉中痛似傷。非喉痺也。病人云實咽中痛。雖爾。今復欲下利。

問曰。人恐怖者。其脉何狀。師曰。脉形如循絲累累然。其面白脱色也。

問曰。人不飲。其脉何類。師曰。脉自濇。唇口乾燥也。

問曰。人愧者。其脉何類。師曰。脉浮而面色乍白乍赤。

問曰。經説脉有三菽六菽重者。何謂也。師曰。脉人以指按之。如三菽之重者。肺氣也。如六菽之重者。心氣也。如九菽之重者。脾氣也。如十二菽之重者。肝氣也。按之至骨者。腎氣也。菽者。小豆也。假令下利。寸口關上尺中悉不見脉。然尺中時一小見。脉再舉頭（一云按投）者。腎氣也。若見損脉來至。爲難治。（腎謂所勝脾。脾勝不應時。）

問曰。脉有相乘。有縱有橫。有逆有順。何謂也。師曰。水行乘火。金行乘木。名曰縱。火行乘水。木行乘金。名曰橫。水行乘金。火行乘木。名曰逆。金行乘水。木行乘火。名曰順也。

問曰。脉有殘賊。何謂也。師曰。脉有弦緊浮滑沈濇。此六脉名曰殘賊。能爲諸脉作病也。

問曰。脉有災怪。何謂也。師曰。假令人病。脉得太陽。

與形證相應。因為作湯。比還送湯如食頃。病人乃大吐若下利。腹中痛。師曰。我前来不見此證。今乃變異。是名災怪。又問曰。何緣作此吐利。荅曰。或有舊時服藥。今乃發作。故為災怪耳。

問曰。東方肝脉。其形何似。師曰。肝者木也。名厥陰。其脉微弦濡弱而長。是肝脉也。肝病自得濡弱者愈也。假令得純弦脉者死。何以知之。以其脉如弦直。此是肝藏傷。故知死也。

南方心脉。其形何似。師曰。心者火也。名少陰。其脉洪大而長。是心脉也。心病自得洪大者。愈也。假令

脉来微去大故名反病在裏也脉来頭小本大故名覆病在表也上微頭小者則汗出下微本大者則為關格不通不得尿頭無汗者可治有汗者死

西方肺脉其形何似師曰肺者金也名太陰其脉毛浮也肺病自得此脉若得緩遲者皆愈若得數者則劇何以知之數者南方火火剋西方金法當癰腫為難治也

問曰二月得毛浮脉何以處言至秋當死師曰二月之時脉當濡弱反得毛浮者故知至秋死二月肝用事肝屬木脉應濡弱反得毛浮脉者是肺脉

也。肺屬金。金来剋木。故知至秋死。他皆倣此。

師曰。脉。肥人責浮。瘦人責沈。肥人當沈。今反浮。瘦人當浮。今反沈。故責之。

師曰。寸脉下不至關。為陽絶。尺脉上不至關。為陰絶。此皆不治。決死也。若計其餘命生死之期。期以月節剋之也。

師曰。脉。病人不病。名曰行尸。以無王氣。卒眩仆不識人者。短命則死。人病脉不病。名曰内虚。以無穀神。雖困無苦。

問曰。翕奄沈。名曰滑。何謂也。師曰。沈為純陰。翕為

正陽陰陽和合故令脉滑關尺自平陽明脉微沈食飲自可少陰脉微滑滑者緊之浮名也此為陰實其人必股内汗出陰下濕也

問曰曾為人所難緊脉從何而来師曰假令亡汗若吐以肺裏寒故令脉緊也假令欬者坐飲冷水故令脉緊也假令下利以胃虛冷故令脉緊也

寸口衛氣盛名曰高（高者暴狂而肥）榮氣盛名曰章（章者暴澤而光）高章相搏名曰綱（綱者身筋急脉強直故也）衛氣弱名曰惵（惵者心中氣動迫怯）榮氣弱名曰卑（卑者心中常自羞愧）惵卑相搏名曰損（損者五藏六府俱乏氣虛惙故也）衛氣和名曰緩（緩者四肢不能自收）

榮氣和，名曰遲。遲者，身體俱重，但欲眠也。緩遲相搏，名曰沈。沈者，腰中直，腹內急痛，但欲臥，不欲行。

寸口脉緩而遲，緩則陽氣長，其色鮮，其顏光，其聲商，毛髮長；遲則陰氣盛，骨髓生，血滿，肌肉緊薄鮮鞕。陰陽相抱，榮衛俱行，剛柔相得，名曰强也。

趺陽脉滑而緊，滑者胃氣實，緊者脾氣强，持實擊强，痛還自傷，以手把刃，坐作瘡也。

寸口脉浮而大，浮為虛，大為實，在尺為關，在寸為格。關則不得小便，格則吐逆。

趺陽脉伏而濇，伏則吐逆，水穀不化，濇則食不得入名曰關格。

脉浮而大。浮為風虛。大為氣强。風氣相搏。必成隱㾼。身體為痒。痒者名泄風。久久為痂癩。眉少髮稀。身有乾瘡而腥臭也。

寸口脉弱而遲。弱者衛氣微。遲者榮中寒。榮為血。血寒則發熱。衛為氣。氣微者心内飢。飢而虛滿。不能食也。

趺陽脉大而緊者。當即下利。為難治。

寸口脉弱而緩。弱者陽氣不足。緩者胃氣有餘。噫而吞酸。食卒不下。氣填於膈上也。一作下趺陽脉緊而浮。浮為氣。緊為寒。浮為腹滿。緊為絞痛。浮緊相摶。腸鳴而轉。轉即氣動。膈氣乃下。少陰脉不出。其陰腫大而虛也。

寸口脉微而濇。微者衛氣不行。濇者榮氣不逮。榮衛不能相將。三焦無所仰。身體痺不仁。榮氣不足則煩疼。口難言。衛氣虛者。則惡寒數欠。三焦不歸其部。上焦不歸者。噫而酢吞。中焦不歸者。不能消穀引食。下焦不歸者。則遺溲。

趺陽脉沈而數。沈為實。數消穀。緊者病難治。

寸口脉微而濇。微者衛氣衰。濇者榮氣不足。衛氣衰。面色黃。榮氣不足。面色青。榮為根。衛為葉。榮衛俱微。則根葉枯槁。而寒慄欬逆。唾腥吐涎沫也。

趺陽脉浮而芤。浮者衛氣虛。芤者榮氣傷。其身體瘦。肌肉甲錯。浮芤相搏。宗氣微衰。四屬斷絕。四屬者。謂皮肉脂髓俱竭。宗氣則衰矣。

寸口脉微而緩。微者衛氣踈。踈則其膚空。緩者胃氣實。實則穀消而水化也。穀入於胃。脉道乃行。水入於經。其血乃成。榮盛則其膚必踈。三焦絕經。名曰血崩。

趺陽脉微而緊。緊則為寒。微則為虛。微緊相搏。則為短氣。

少陰脉弱而濇。弱者微煩。濇者厥逆。

趺陽脉不出。脾不上下。身冷膚鞕。

少陰脉不至。腎氣微。少精血。奔氣促迫。上入胷膈。宗氣反聚。血結心下。陽氣退下。熱歸陰股。與陰相動。令身不仁。此為尸厥。當刺期門巨闕。宗氣者。三焦歸氣也。有名無形。氣之神使也。下榮玉莖。故宗筋聚縮之也。

寸口脉微。尺脉緊。其人虛損多汗。知陰常在。絕不見陽也。

寸口諸微亡陽。諸濡亡血。諸弱發熱。諸緊為寒。諸乘寒者。則為厥。鬱冒不仁。以胃無穀氣。脾濇不通。口急不能言。戰而慄也。

問曰。濡弱何以反適十一頭。師曰。五藏六府相乘。故令十一。

問曰。何以知乘府。何以知乘藏。師曰。諸陽浮數為乘府。諸陰遲濇為乘藏也。

傷寒論卷第一

傷寒論卷第二　仲景全書第二

漢　張仲景述　晉　王叔和撰次

宋　林　億校正

明　趙開美校刻

沈　琳仝校

傷寒例第三

四時八節。二十四氣。七十二候決病法。

立春正月節斗指艮　雨水正月中指寅

驚蟄二月節指甲　春分二月中指卯

清明三月節指乙　穀雨三月中指辰

立夏四月節指巽　小滿四月中指巳

芒種五月節指丙　夏至五月中指午

小暑六月節指丁　大暑六月中指未

立秋七月節指坤　處暑七月中指申

白露八月節指庚　秋分八月中指酉

寒露九月節指辛　霜降九月中指戌

立冬十月節指乾　小雪十月中指亥

大雪十一月節指壬　冬至十一月中指子

小寒十二月節指癸　大寒十二月中指丑二十四氣節有十二中氣有十二五日為一候氣亦同合有七十二候決病生死此須洞解之也

陰陽大論云春氣温和夏氣暑熱秋氣清涼冬氣冰列此則四時正氣之序也冬時嚴寒萬類深藏君子固密則不傷於寒觸冒之者乃名傷寒耳其傷於四時之氣皆能為病以傷寒為毒者以其最成殺厲之氣也中而即病者名曰傷寒不即病者寒毒藏於肌膚至春變為温病至夏變為暑病暑病者熱極重於温也是以辛苦之人春夏多温熱

病者皆由冬時觸寒所致非時行之氣也凡時行者春時應暖而反大寒夏時應熱而反大涼秋時應涼而反大熱冬時應寒而反大溫此非其時而有其氣是以一歲之中長幼之病多相似者此則時行之氣也夫欲候知四時正氣為病及時行疫氣之法皆當按斗曆占之九月霜降節後宜漸寒向冬大寒至正月雨水節後宜解也所以謂之雨水者以冰雪解而為雨水故也至驚蟄二月節後氣漸和暖向夏大熱至秋便涼從霜降以後至春分以前凡有觸冒霜露體中寒即病者謂之傷寒

也。九月十月。寒氣尚微。為病則輕。十一月十二月。寒冽已嚴。為病則重。正月二月。寒漸將解。為病亦輕。此以冬時不調。適有傷寒之人。即為病也。其冬有非節之暖者。名為冬溫。冬溫之毒。與傷寒大異。冬溫復有先後。更相重沓。亦有輕重。為治不同。證如後章。從立春節後。其中無暴大寒。又不冰雪。而有人壯熱為病者。此屬春時陽氣。發於冬時伏寒。變為溫病。從春分以後。至秋分節前。天有暴寒者。皆為時行寒疫也。三月四月。或有暴寒。其時陽氣尚弱。為寒所折。病熱猶輕。五月六月。陽氣已盛。為寒所折。病熱則重。七月八月。陽氣已衰。為寒所折。病熱亦微。其病與溫及暑病相似。但治有殊耳。十五日得一氣。於四時之中。一時有六氣。四六名為二十四氣。然氣候亦有應至仍不至。或有未應至而至者。或有至而太過者。皆成病氣也。但天地動靜。陰陽鼓擊者。各正一氣耳。是以彼春之暖。為夏之暑。彼秋之忿。為冬之怒。是故冬至之後。一陽爻升。一陰爻降也。夏至之後。一陽氣下。一陰氣上也。斯則冬夏二至。陰陽合也。春秋二分。陰陽離也。陰陽交易。人變病焉。此君子春夏養陽。秋冬養陰。順天地之剛柔也。小人觸冒。必嬰暴疹。須知毒烈之氣。留在何經。而發何病。詳而取之。是以春傷於風。夏必飧泄。夏傷於暑。秋必病瘧。秋傷於濕。冬必咳嗽。冬傷於寒。春必病溫。此必然之道。可不審明之。傷寒之病。逐日淺深。以施方治。今世人傷寒。或始不早治。或治不對病。或日數久淹。困乃告醫。醫人又不依次第而治之。則不中病。皆宜臨時消息制方。無不效也。今搜採仲景舊論。錄其證候診脉聲色。對病真方。有神驗者。擬防世急也。

又土地溫涼高下不同。物性剛柔。飡居亦異。是故

黃帝與四方之問岐伯舉四治之能以訓後賢開
其未悟者臨病之工宜須兩審也
凡傷於寒則為病熱熱雖甚不死若兩感於寒而
病者必死
尺寸俱浮者太陽受病也當一二日發以其脉上
連風府故頭項痛腰脊強
尺寸俱長者陽明受病也當二三日發以其脉夾
鼻絡於目故身熱目疼鼻乾不得臥
尺寸俱弦者少陽受病也當三四日發以其脉循
脅絡於耳故脅痛而耳聾此三經皆受病未入

於府者可汗而已
尺寸俱沈細者太陰受病也當四五日發以其脉
布胃中絡於嗌故腹滿而嗌乾
尺寸俱沈者少陰受病也當五六日發以其脉貫
腎絡於肺繫舌本故口燥舌乾而渴
尺寸俱微緩者厥陰受病也當六七日發以其脉
循陰器絡於肝故煩滿而囊縮此三經皆受病已
入於府可下而已
若兩感於寒者一日太陽受之即與少陰俱病則
頭痛口乾煩滿而渴二日陽明受之即與太陰俱

病則腹滿身熱不欲食譫語（譫之廉切又女監切下同）三日少陽受之即與厥陰俱病則耳聾囊縮而厥水漿不入不知人者六日死若三陰三陽五藏六府皆受病則榮衛不行藏府不通則死矣其不兩感於寒更不傳經不加異氣者至七日太陽病衰頭痛少愈也八日陽明病衰身熱少歇也九日少陽病衰耳聾微聞也十日太陰病衰腹減如故則思飲食十一日少陰病衰渴止舌乾已而嚏也十二日厥陰病衰囊縱少腹微下大氣皆去病人精神爽慧也若過十三日以上不間寸尺陷者大危若更感

異氣變為他病者當依後壞病證而治之若脉陰陽俱盛重感於寒者變成温瘧陽脉浮滑陰脉濡弱者更遇於風變為風温陽脉洪數陰脉實大者更遇温熱變為温毒温毒為病最重也陽脉濡弱陰脉弦緊者更遇温氣變為温疫（一本作瘧）以此冬傷於寒發為温病脉之變證方治如說

凡人有疾不時即治隱忍冀差以成痼疾小兒女子益以滋甚時氣不和便當早言尋其邪由及在腠理以時治之罕有不愈者患人忍之數日乃說邪氣入藏則難可制此為家有患備慮之要凡作

湯藥。不可避晨夜。覺病須臾。即宜便治。不等早晚。則易愈矣。如或差遲。病即傳變。雖欲除治。必難為力。服藥不如方法。縱意違師。不須治之。

凡傷寒之病。多從風寒得之。始表中風寒。入裏則不消矣。未有温覆而當。不消散者。不在證治。擬欲攻之。猶當先解表。乃可下之。若表已解。而內不消。非大滿。猶生寒熱。則病不除。若表已解。而內不消。大滿大實。堅有燥屎。自可除下之。雖四五日。不能為禍也。若不宜下。而便攻之。內虛熱入。協熱遂利。煩躁諸變。不可勝數。輕者困篤。重者必死矣。

夫陽盛陰虛，汗之則死，下之則愈；陽虛陰盛，汗之則愈，下之則死。夫如是，則神丹安可以誤發？甘遂何可以妄攻？虛盛之治，相背千里；吉凶之機，應若影響，豈容易哉！況桂枝下咽，陽盛即斃；承氣入胃，陰盛以亡。死生之要，在乎須臾，視身之盡，不暇計日。此陰陽虛實之交錯，其候至微；發汗吐下之相反，其禍至速。而醫術淺狹，懵然不知病源，為治乃誤，使病者殞沒，自謂其分。至令冤魂塞於冥路，死屍盈於曠野，仁者鑒此，豈不痛歟！

凡兩感病俱作，治有先後，發表攻裏，本自不同，而執迷用意者。乃云神丹甘遂。合而飲之。且解其表。又除其裏。言巧似是。其理實違。夫智者之舉錯也。常審以慎。愚者之動作也。必果而速。安危之變。豈可詭哉。世上之士。但務彼翕習之榮。而莫見此傾危之敗。惟明者居然能護其本。近取諸身。夫何遠之有焉。

凡發汗溫煖湯藥。其方雖言日三服。若病劇不解。當促其間。可半日中盡三服。若與病相阻。即便有所覺。病重者。一日一夜當晬時觀之。如服一劑。病證猶在。故當復作本湯服之。至有不肯汗出。服三劑乃解。若汗不出者。死病也。

凡得時氣病。至五六日而渴欲飲水。飲不能多。不當與也。何者。以腹中熱尚少。不能消之。便更與人作病也。至七八日。大渴欲飲水者。猶當依證而與之。與之常令不足。勿極意也。言能飲一斗。與五升。若飲而腹滿。小便不利。若喘若噦。不可與之也。忽然大汗出。是為自愈也。

凡得病。反能飲水。此為欲愈之病。其不曉病者。但聞病飲水自愈。小渴者乃強與飲之。因成其禍。不可復數也。

凡得病厥脉動數。服湯藥更遲。脉浮大减小。初躁後靜。此皆愈證也。

凡治溫病。可刺五十九穴。又身之穴三百六十有五。其三十穴灸之有害。七十九穴刺之為災。并中髓也。

脉四損。三日死。平人四息。病人脉一至名曰四損。

脉五損。一日死。平人五息。病人脉一至名曰五損。

脉六損。一時死。平人六息。病人脉一至名曰六損。

脉盛身寒。得之傷寒。脉虛身熱。得之傷暑。脉陰陽俱盛。大汗出不解者死。脉陰陽俱虛。熱不止者死。

脉至乍數乍踈者死。脉至如轉索。其日死。讝言妄語。身微熱。脉浮大。手足温者生。逆冷。脉沈細者。不過一日死矣。此以前是傷寒熱病證候也。

辨痓濕暍脉證第四 痓音熾又作痙巨郢切下同

傷寒所致太陽病痓濕暍此三種。宜應別論。以為與傷寒相似。故此見之。

太陽病。發熱無汗。反惡寒者。名曰剛痓。

太陽病。發熱汗出。而不惡寒。病源云惡寒。名曰柔痓。

太陽病。發熱。脉沈而細者。名曰痓。

太陽病。發汗太多。因致痓。

病身熱足寒頸項强急惡寒時頭熱面赤目脉赤
獨頭面搖卒口噤背反張者痓病也
太陽病關節疼痛而煩脉沈而細（一作緩）者此名濕
痺（一云中濕）濕痺之候其人小便不利大便反快但當
利其小便濕家之為病一身盡疼發熱身色如似
熏黃濕家其人但頭汗出背强欲得被覆向火若
下之早則噦胷滿小便不利舌上如胎者以丹田
有熱胷中有寒渴欲得水而不能飲口燥煩也
濕家下之額上汗出微喘小便利（一云不利）者死若下
利不止者亦死

問曰風濕相搏一身盡疼病法當汗出而解值天陰雨不止醫云此可發汗汗之病不愈者何也荅曰發其汗汗大出者但風氣去濕氣在是故不愈也若治風濕者發其汗但微微似欲出汗者風濕俱去也

濕家病身上疼痛發熱面黃而喘頭痛鼻塞而煩其脉大自能飲食腹中和無病病在頭中寒濕故鼻塞内藥鼻中則愈

病者一身盡疼發熱日晡所劇者此名風濕此病傷於汗出當風或久傷取冷所致也

太陽中熱者暍是也。其人汗出惡寒。身熱而渴也。

太陽中暍者。身熱疼重。而脉微弱。此以夏月傷冷水。水行皮中所致也。

太陽中暍者。發熱惡寒。身重而疼痛。其脉弦細芤遲。小便已。洒洒然毛聳。手足逆冷。小有勞。身即熱。口開前板齒燥。若發汗。則惡寒甚。加溫針。則發熱甚。數下之。則淋甚。

辨太陽病脉證并治上第五

合一十六法。方一十四首。

太陽中風。陽浮陰弱。熱發汗出。惡寒。鼻鳴乾嘔者。桂枝湯主之。第一。五味。前有太陽病一十一證。

太陽病。頭痛。發熱。汗出。惡風者。桂枝湯主之。第二。用前第一方。

太陽病。項背强几几。反汗出。惡風者。桂枝加葛根湯主之。第三。七味

太陽病。下之後。其氣上衝者。桂枝湯主之。第四。用前第一方。下有太陽壞病一證。

桂枝本為解肌。若脉浮緊。發熱汗不出者。不可與之。第五。下有酒客不可與桂枝一證。

喘家作桂枝湯。加厚朴杏子。第六。下有服湯吐膿血一證。

太陽病。發汗。遂漏不止。惡風。小便難。四肢急。難

以屈伸。桂枝加附子湯主之。第七。六味
太陽病。下之後。脉促胷滿者。桂枝去芍藥湯主
之。第八。四味
若微寒者。桂枝去芍藥加附子湯主之。第九。五味
太陽病。八九日如瘧狀。熱多寒少。不嘔。清便自
可。宜桂枝麻黃各半湯。第十。七味
太陽病。服桂枝湯。煩不解。先刺風池風府。却與
桂枝湯。第十一。用前第一方。
服桂枝湯。大汗出。脉洪大者。與桂枝湯。若形似
瘧。一日再發者。宜桂枝二麻黃一湯。第十二。七味

服桂枝湯大汗出大煩渴不解脉洪大者白虎加人參湯主之第十三五味

太陽病發熱惡寒熱多寒少脉微弱者宜桂枝二越婢一湯第十四七味

服桂枝或下之頭項强痛發熱無汗心下滿痛小便不利者桂枝去桂加茯苓白朮湯主之第十五六味

傷寒脉浮自汗出小便數心煩微惡寒脚攣急與桂枝得之便厥咽乾煩躁吐逆作甘草乾薑湯與之厥愈更作芍藥甘草湯與之其脚伸若

胃氣不和。與調胃承氣湯。若重發汗。加燒針者。四逆湯主之。第十六。甘草乾薑湯。芍藥甘草湯。並二味。調胃承氣湯。四逆湯。並三味。

太陽之為病。脉浮。頭項强痛而惡寒。

太陽病。發熱汗出惡風。脉緩者。名為中風。

太陽病。或已發熱。或未發熱。必惡寒體痛嘔逆。脉陰陽俱緊者。名為傷寒。

傷寒。一日太陽受之。脉若靜者。為不傳。頗欲吐。若躁煩脉數急者。為傳也。

傷寒。二三日陽明少陽證不見者。為不傳也。

太陽病。發熱而渴。不惡寒者。為溫病。若發汗已。身灼熱者。名風溫。風溫為病。脈陰陽俱浮。自汗出。身重。多眠睡。鼻息必鼾。語言難出。若被下者。小便不利。直視失溲。若被火者。微發黄色。劇則如驚癎。時瘈瘲。若火熏之。一逆尚引日。再逆促命期。

病有發熱惡寒者。發於陽也。無熱惡寒者。發於陰也。發於陽。七日愈。發於陰。六日愈。以陽數七。陰數六故也。

太陽病。頭痛至七日以上自愈者。以行其經盡故也。若欲作再經者。針足陽明。使經不傳則愈。

太陽病。欲解時。從巳至未上。

風家。表解而不了了者。十二日愈。

病人身太熱。反欲得衣者。熱在皮膚。寒在骨髓也。

身大寒。反不欲近衣者。寒在皮膚。熱在骨髓也。

太陽中風。陽浮而陰弱。陽浮者。熱自發。陰弱者。汗自出。嗇嗇惡寒。淅淅惡風。翕翕發熱。鼻鳴乾嘔者。

桂枝湯主之。方一。

桂枝三兩去皮　芍藥三兩　甘草二兩炙

生薑三兩切　大棗十二枚擘

右五味。㕮咀三味。以水七升。微火煮取三升。去滓。適寒溫服一升。服已須臾歠熱稀粥一升餘。以助藥力。溫覆令一時許。遍身漐漐微似有汗者益佳。不可令如水流離。病必不除。若一服汗出病差。停後服。不必盡劑。若不汗。更服依前法。又不汗。後服小促其間。半日許令三服盡。若病重者。一日一夜服。周時觀之。服一劑盡。病證猶在者。更作服。若汗不出。乃服至二三劑。禁生冷粘滑肉麪五辛酒酪臭惡等物。

太陽病。頭痛。發熱。汗出。惡風。桂枝湯主之。方二。用前第一方。

太陽病。項背強。几几。反汗出惡風者。桂枝加葛根湯主之。方三。

葛根四兩　麻黃三兩去節　芍藥二兩

生薑三兩切　甘草二兩炙　大棗十二枚擘

桂枝二兩去皮

右七味。以水一斗。先煑麻黃葛根。減二升。去上沫。內諸藥。煑取三升。去滓。溫服一升。覆取微似汗。不須啜粥。餘如桂枝法。將息及禁忌。臣億等謹按仲景本論。太陽中風自汗用桂枝。傷寒無汗用麻黃。今證云汗出惡風。而方中有麻黃。恐非本意也。第三卷有葛根湯證云。無汗惡風。正與此方同。是合用麻黃也。此云桂枝加葛根湯。恐是桂枝中但加葛根耳。

太陽病。下之後。其氣上衝者。可與桂枝湯。方用前法。若不上衝者。不得與之。四。

太陽病。三日。已發汗。若吐。若下。若溫針。仍不解者。此為壞病。桂枝不中與之也。觀其脉證。知犯何逆。隨證治之。桂枝本為解肌。若其人脉浮緊。發熱汗不出者。不可與之也。常須識此。勿令誤也。五。

若酒客病。不可與桂枝湯。得之則嘔。以酒客不喜甘故也。

喘家作桂枝湯。加厚朴杏子佳。六。

凡服桂枝湯吐者。其後必吐膿血也。

太陽病。發汗。遂漏不止。其人惡風。小便難。四肢微急。難以屈伸者。桂枝加附子湯主之。方七。

桂枝三兩去皮　芍藥三兩　甘草三兩炙

生薑三兩切　大棗十二枚擘　附子一枚炮去皮破八片

右六味。以水七升。煑取三升。去滓。温服一升。本云桂枝湯。今加附子。將息如前法。

太陽病下之後。脉促胷滿者。桂枝去芍藥湯主之。方八。促一作縱

桂枝三兩去皮　甘草二兩炙

生薑三兩切　大棗十二枚擘
右四味。以水七升。煑取三升。去滓。温服一升。本云桂枝湯。今去芍藥。將息如前法

若微寒者。桂枝去芍藥加附子湯主之。方九。

桂枝三兩去皮　甘草二兩炙　生薑三兩切
大棗十二枚擘　附子一枚炮去皮破八片
右五味。以水七升。煑取三升。去滓。温服一升。本云桂枝湯。今去芍藥加附子。將息如前法。

太陽病。得之八九日。如瘧狀。發熱惡寒。熱多寒少。其人不嘔。清便欲自可。一日二三度發。脉微緩者。

為欲愈也。脉微而惡寒者。此陰陽俱虛。不可更發汗更下更吐也。面色反有熱色者。未欲解也。以其不能得小汗出。身必痒。宜桂枝麻黃各半湯方。十。

桂枝一兩十六銖去皮　芍藥　生薑切　甘草炙

麻黃各一兩去節　大棗四枚擘　杏仁二十四枚湯浸去皮尖及兩仁者

右七味。以水五升。先煑麻黃一二沸。去上沫。內諸藥。煑取一升八合。去滓。溫服六合。本云桂枝湯三合。麻黃湯三合。併為六合。頓服。將息如上法。臣億等謹按桂枝湯方。桂枝芍藥生薑各三兩。甘草二兩。大棗十二枚。麻黃湯方麻黃三兩。桂枝二兩。甘草一兩。杏仁七十箇。今以算法約之。二湯各取三分之一。即得桂枝一兩十六銖。芍藥生薑甘草各一兩。大棗四枚。杏仁二十三箇零三分枚之一。收之得二十四箇。合方。詳此方乃三分之一。非各半也。宜云合半湯。

太陽病。初服桂枝湯。反煩不解者。先刺風池風府。却與桂枝湯則愈。十一。用前第一方。

服桂枝湯。大汗出。脉洪大者。與桂枝湯。如前法。若形似瘧。一日再發者。汗出必解。宜桂枝二麻黃一湯。方十二。

桂枝一兩十七銖去皮　芍藥一兩六銖　麻黃十六銖去節

生薑一兩六銖切　杏仁十六箇去皮尖　甘草一兩二銖炙

大棗五枚擘

右七味，以水五升，先煑麻黃一二沸，去上沫，內諸藥，煑取二升，去滓，溫服一升，日再服。本云桂枝湯二分，麻黃湯一分，合為二升，分再服。今合為一方，將息如前法。臣億等謹按桂枝湯方，桂枝、芍藥、生薑各三兩，甘草二兩，大棗十二枚。麻黃湯方，麻黃三兩，桂枝二兩，甘草一兩，杏仁七十箇。今以筭法約之，桂枝湯取十二分之五，即得桂枝、芍藥、生薑各一兩六銖，甘草二十銖，大棗五枚。麻黃湯取九分之二，即得麻黃十六銖，桂枝十銖三分銖之二，收之得十一銖，甘草五銖三分銖之一，收之得六銖，杏仁十五箇九分枚之四，收之得十六箇。二湯所取相合，即共得桂枝一兩十七銖，麻黃十六銖，生薑、芍藥各一兩六銖，甘草一兩二銖，大棗五枚，杏仁十六箇，合方。

服桂枝湯。大汗出後。大煩渴不解。脉洪大者。白虎加人參湯主之。方十三。

知母六兩　石膏一斤碎綿裹　甘草炙二兩

粳米六合　人參三兩

右五味。以水一斗。煮米熟湯成。去滓。温服一升。日三服。

太陽病。發熱惡寒。熱多寒少。脉微弱者。此無陽也。不可發汗。宜桂枝二越婢一湯。方十四。

桂枝去皮　芍藥　麻黄　甘草各十八銖炙

大棗四枚擘　生薑一兩二銖切　石膏二十四銖碎綿裹

右七味以水五升煑麻黃一二沸去上沫內諸藥煑取二升去滓溫服一升本云當裁為越婢湯桂枝湯合之飲一升今合為一方桂枝湯二分越婢湯一分臣億等謹按桂枝湯方桂枝芍藥生薑各三兩甘草二兩大棗十二枚越婢湯方麻黃二兩生薑三兩甘草二兩石膏半斤大棗十五枚今以算法約之桂枝湯取四分之一即得桂枝芍藥生薑各十八銖甘草十二銖大棗三枚越婢湯取八分之一即得麻黃十八銖生薑九銖甘草六銖石膏二十四銖大棗一枚八分之七棄之二湯所取相合即共得桂枝芍藥甘草麻黃各十八銖生薑一兩三銖石膏二十四銖大棗四枚合方舊云桂枝三今取四分之一即當云桂枝二也越婢湯方見仲景雜方中外臺祕要一云起脾湯

服桂枝湯或下之仍頭項強痛翕翕發熱無汗心

下滿微痛。小便不利者。桂枝去桂加茯苓白朮湯
主之。方十五。

芍藥三兩　甘草二兩炙　生薑切

白朮　茯苓各三兩　大棗十二枚擘

右六味。以水八升。煮取三升。去滓。溫服一升。小
便利則愈。本云桂枝湯。今去桂枝加茯苓白朮。

傷寒脉浮。自汗出。小便數。心煩。微惡寒。脚攣急。反
與桂枝欲攻其表。此誤也。得之便厥。咽中乾。煩躁
吐逆者。作甘草乾薑湯與之。以復其陽。若厥愈足
溫者。更作芍藥甘草湯與之。其脚即伸。若胃氣不

和。讝語者。少與調胃承氣湯。若重發汗。復加燒針者。四逆湯主之。方十六。

甘草乾薑湯方

甘草四兩炙　乾薑二兩

右二味。以水三升。煑取一升五合。去滓。分溫再服。

芍藥甘草湯方

白芍藥　甘草各四兩炙

右二味。以水三升。煑取一升五合。去滓。分溫再服。

調胃承氣湯方

大黄四兩去皮清酒洗　甘草二兩炙　芒消半升

右三味以水三升煮取一升去滓内芒消更上火微煮令沸少少温服之

四逆湯方

甘草二兩炙　乾薑一兩半　附子一枚生用去皮破八片

右三味以水三升煮取一升二合去滓分温再服强人可大附子一枚乾薑三兩

問曰證象陽旦按法治之而增劇厥逆咽中乾兩脛拘急而讝語師曰言夜半手足當温兩脚當伸

後如師言。何以知此。答曰。寸口脉浮而大。浮為風。大為虛。風則生微熱。虛則兩脛攣。病形象桂枝。因加附子參其間。增桂。令汗出。附子温經。亡陽故也。厥逆咽中乾。煩躁。陽明内結。讝語煩亂。更飲甘草乾薑湯。夜半陽氣還。兩足當熱。脛尚微拘急。重與芍藥甘草湯。爾乃脛伸。以承氣湯微溏。則止其讝語。故知病可愈。

傷寒論卷第二

傷寒論卷第三　　仲景全書第三

漢　張仲景述　晉　王叔和撰次

宋　林億校正

明　趙開美校刻

沈琳仝校

辨太陽病脉證并治中第六合六十六法方三十九首并見太陽陽明合病法

太陽病項背強几几無汗惡風葛根湯主之第一七味

太陽陽明合病必自利葛根湯主之第二用前第一

方。一云。用後第四方。

太陽陽明合病。不下利。但嘔者。葛根加半夏湯主之。第三。八味

太陽病。桂枝證。醫反下之。利不止。葛根黃芩黃連湯主之。第四。四味

太陽病。頭痛發熱。身疼。惡風。無汗而喘者。麻黃湯主之。第五。四味

太陽陽明合病。喘而胸滿。不可下。宜麻黃湯主之。第六。用前第五方。

太陽病。十日以去。脉浮細而嗜臥者。外已解。設

胷滿痛。與小柴胡湯。脉但浮者。與麻黃湯第七。用前第五方。小柴胡湯。七味。

太陽中風。脉浮緊。發熱惡寒。身疼痛。不汗出而煩躁者。大青龍湯主之第八。七味。

傷寒脉浮緩。身不疼。但重。乍有輕時。無少陰證。大青龍湯發之。第九。用前第八方。

傷寒表不解。心下有水氣。乾嘔發熱而欬。小青龍湯主之。第十。八味。加減法附。

傷寒心下有水氣。欬而微喘。小青龍湯主之。第十一。用前第十方。

太陽病。外證未解。脉浮弱者。當以汗解。宜桂枝湯。第十二。五味

太陽病。下之微喘者。表未解。桂枝加厚朴杏子湯主之。第十三。七味

太陽病。外證未解。不可下也。下之為逆。解外宜桂枝湯。第十四。用前第十二方。

太陽病。先發汗不解。復下之。脉浮者。當解外宜桂枝湯。第十五。用前第十二方。

太陽病。脉浮緊無汗。發熱身疼痛。八九日不解。表證在。發汗已。發煩。必衄。麻黃湯主之。第十六。

用前第五方。下有太陽病并二陽併病四證。

脉浮者。病在表。可發汗。宜麻黄湯。第十七。用前第五方。一法用桂枝湯。

脉浮數者。可發汗。宜麻黄湯。第十八。用前第五方。

病常自汗出。榮衛不和也。發汗則愈。宜桂枝湯。第十九。用前第十二方。

病人藏無他病。時自汗出。衛氣不和也。宜桂枝湯。第二十。用前第十二方。

傷寒脉浮緊。不發汗。因衄。麻黄湯主之。第二十一。用前第五方。

傷寒不大便六七日。頭痛。有熱與承氣湯。小便清者。知不在裏。當發汗。宜桂枝湯。第二十二。用前第十二方。

傷寒發汗解半日許。復熱煩脉浮數者。可更發汗。宜桂枝湯。第二十三。用前第十二方。下別有三病證。

下之後。復發汗。晝日煩躁不得眠。夜而安靜。不嘔不渴。無表證。脉沉微者。乾薑附子湯主之。第二十四。二味

發汗後。身疼痛。脉沉遲者。桂枝加芍藥生薑各一兩。人參三兩。新加湯主之。第二十五。六味

發汗後。不可行桂枝湯。汗出而喘。無大熱者。可與麻黃杏子甘草石膏湯。第二十六。四味

發汗過多。其人叉手自冒心。心悸欲得按者。桂枝甘草湯主之。第二十七。二味

發汗後。臍下悸。欲作奔豚。茯苓桂枝甘草大棗湯主之。第二十八。四味。下有作甘爛水法。

發汗後。腹脹滿者。厚朴生薑半夏甘草人參湯主之。第二十九。五味

傷寒吐下後。心下逆滿。氣上衝胸。頭眩。脈沈緊者。茯苓桂枝白朮甘草湯主之。第三十。四味

發汗病不解。反惡寒者。虛故也。芍藥甘草附子湯主之。第三十一。三味

發汗若下之。不解。煩躁者。茯苓四逆湯主之。第三十二。五味

發汗後惡寒者。虛故也。不惡寒。但熱者。實也。與調胃承氣湯。第三十三。三味

太陽病。發汗後。大汗出。胃中乾躁。不能眠。欲飲水。小便不利者。五苓散主之。第三十四。五味。即猪苓散是。

發汗已。脉浮數。煩渴者。五苓散主之。第三十五。

用前第三十四方。

傷寒汗出而渴者。五苓散。不渴者。茯苓甘草湯主之。第三十六。四味

中風發熱六七日不解而煩。有表裏證。渴欲飲水。水入則吐。名曰水逆。五苓散主之。第三十七。用前第三十四方。下別有三病證。

發汗吐下後。虛煩不得眠。心中懊憹。梔子豉湯主之。若少氣者。梔子甘草豉湯主之。若嘔者。梔子生薑豉湯主之。第三十八。梔子豉湯二味。梔子甘草豉湯。梔子生薑豉湯。並三味。

發汗。若下之。煩熱。胷中窒者。梔子豉湯主之。第三十九。用上初方。

傷寒五六日。大下之。身熱不去。心中結痛者。梔子豉湯主之。第四十。用上初方。

傷寒下後。心煩腹滿。臥起不安者。梔子厚朴湯主之。第四十一。三味

傷寒醫以丸藥下之。身熱不去。微煩者。梔子乾薑湯主之。第四十二。二味。下有不可與梔子湯一證。

太陽病。發汗不解。仍發熱。心下悸。頭眩。身瞤。眞武湯主之。第四十三。五味。下有不可汗五證。

汗家重發汗必恍惚心亂禹餘粮丸主之第四十四方本闕下有吐蛕先汗下二證。

傷寒醫下之清穀不止身疼痛急當救裏後身疼痛清便自調急當救表救裏宜四逆湯救表宜桂枝湯第四十五桂枝湯用前第十二方。四逆湯三味。

太陽病未解脉陰陽俱停陰脉微者下之解宜調胃承氣湯第四十六用前第三十三方。一云用大柴胡湯前有太陽病一證。

太陽病發熱汗出榮弱衛強故使汗出欲救邪風宜桂枝湯第四十七用前第十二方。

傷寒五六日。中風。往来寒熱。胷脅滿。不欲食。心煩喜嘔者。小柴胡湯主之。第四十八。再見柴胡湯。加減法附。

血弱氣盡。腠理開。邪氣因入。與正氣分爭。往来寒熱。休作有時。小柴胡湯主之。第四十九。用前方。渴者屬陽明證。附下有柴胡不中與一證。

傷寒四五日。身熱惡風。項強。脅下滿。手足溫而渴者。小柴胡湯主之。第五十。用前方。

傷寒陽脉濇。陰脉弦。法當腹中急痛。先與小建中湯。不差者。小柴胡湯主之。第五十一。用前方。小建中湯。六味。下有嘔家不可用建中湯。并服小柴胡一證。

傷寒二三日。心中悸而煩者。小建中湯主之第五十二。用前第五十一方。

太陽病。過經十餘日。反二三下之。後四五日。柴胡證仍在。微煩者。大柴胡湯主之第五十三。加大黃八味。

傷寒十三日不解。胷脅滿而嘔。日晡發潮熱。柴胡加芒消湯主之第五十四。八味

傷寒十三日過經讝語者。調胃承氣湯主之第五十五。用前第三十二方。

太陽病不解。熱結膀胱。其人如狂。宜桃核承氣湯。第五十六。五味

傷寒八九日。下之。胷滿煩驚。小便不利。讝語。身重者。柴胡加龍骨牡蠣湯主之。第五十七。十二味

傷寒腹滿讝語。寸口脉浮而緊。此肝乘脾也。名曰縱。刺期門。第五十八。

傷寒發熱。嗇嗇惡寒。大渴欲飲水。其腹必滿。自汗出。小便利。此肝乘肺也。名曰橫。刺期門。第五十九。下有太陽病二證。

傷寒脉浮。醫火劫之。亡陽。必驚狂。臥起不安者。

桂枝去芍藥加蜀漆牡礪龍骨救逆湯主之第六十。（七味。下有不可火五證。）

燒針被寒針處核起必發奔豚氣桂枝加桂湯主之第六十一。（五味）

火逆下之因燒針煩躁者桂枝甘草龍骨牡蠣湯主之第六十二。（四味。下有太陽四證。）

太陽病過經十餘日溫溫欲吐胷中痛大便微溏與調胃承氣湯第六十三。（用前第三十三方。）

太陽病六七日表證在脉微沈不結胷其人發狂以熱在下焦少腹滿小便自利者下血乃愈

抵當湯主之。第六十四。四味

太陽病。身黃。脉沈結。少腹鞕。小便自利。其人如狂者。血證諦也。抵當湯主之。第六十五。用前方。

傷寒有熱。少腹滿。應小便不利。今反利者。有血也。當下之。宜抵當丸。第六十六。四味。下有太陽病一證。

太陽病。項背强几几。無汗。惡風。葛根湯主之。方一。

葛根四兩　麻黃三兩去節　桂枝二兩去皮

生薑三兩切　甘草二兩炙　芍藥二兩

大棗十二兩擘

右七味。以水一斗。先煮麻黃葛根。減二升。去白沫。内諸藥。煑取三升。去滓。温服一升。覆取微似汗。餘如桂枝法將息及禁忌。諸湯皆倣此。

太陽與陽明合病者。必自下利。葛根湯主之。方二。用前第一方。一云用後第四方。

太陽與陽明合病。不下利。但嘔者。葛根加半夏湯主之。方三。

葛根四兩　麻黄三兩去節　甘草二兩炙

芍藥二兩　桂枝二兩去皮　生薑二兩切

半夏半升洗　大棗十二枚擘

右八味。以水一斗。先煑葛根麻黄。減二升。去白沫。內諸藥。煑取三升。去滓。溫服一升。覆取微似汗。

太陽病。桂枝證。醫反下之。利遂不止。脉促者。表未解也。喘而汗出者。葛根黃芩黃連湯主之。方四。促一作縱。

葛根半斤　甘草二兩炙　黃芩三兩

黃連三兩

右四味。以水八升。先煑葛根。減二升。內諸藥。煑取二升。去滓。分溫再服。

太陽病。頭痛發熱。身疼腰痛。骨節疼痛。惡風無汗而喘者。麻黄湯主之。方五。

麻黄三兩去節　桂枝二兩去皮　甘草一兩炙

杏仁七十箇去皮尖

右四味。以水九升。先煑麻黄。減二升。去上沫。内諸藥。煑取二升半。去滓。温服八合。覆取微似汗。不須啜粥。餘如桂枝法將息。

太陽與陽明合病。喘而胷滿者。不可下。宜麻黄湯。六。用前第五方。

太陽病。十日以去。脉浮細而嗜卧者。外已解也。設胷滿脅痛者。與小柴胡湯。脉但浮者。與麻黄湯。七。

用前第五方。

小柴胡湯方

柴胡半斤 黃芩 人參 甘草炙

生薑各三兩切 大棗十二枚擘 半夏半升洗

右七味。以水一斗二升。煮取六升。去滓再煎取三升。溫服一升。日三服。

太陽中風。脉浮緊。發熱惡寒。身疼痛。不汗出而煩躁者。大青龍湯主之。若脉微弱。汗出惡風者。不可服之。服之則厥逆。筋惕肉瞤。此為逆也。大青龍湯方。八。

麻黃（六兩，去節） 桂枝（二兩，去皮） 甘草（二兩，炙）
杏仁（四十枚，去皮尖） 生薑（三兩，切） 大棗（十枚，擘）
石膏（如雞子大，碎）

右七味，以水九升，先煮麻黃，減二升，去上沫，內諸藥，煮取三升，去滓，溫服一升，取微似汗。汗出多者，溫粉粉之。一服汗者，停後服。若復服，汗多亡陽，遂（一作逆）虛，惡風煩躁，不得眠也。

傷寒脈浮緩，身不疼，但重，乍有輕時，無少陰證者，大青龍湯發之。九。（用前第八方。）

傷寒表不解，心下有水氣，乾嘔發熱而欬，或渴，或

利或噎或小便不利少腹滿或喘者小青龍湯主之方十

麻黃去節　芍藥　細辛　乾薑

甘草炙　桂枝各三兩去皮　五味子半升　半夏半升洗

右八味以水一斗先煑麻黃減二升去上沫內諸藥煑取三升去滓溫服一升若渴去半夏加栝樓根三兩若微利去麻黃加蕘花如一雞子熬令赤色若噎者去麻黃加附子一枚炮若小便不利少腹滿者去麻黃加茯苓四兩若喘去麻黃加杏仁半升去皮尖且蕘花不治利麻黃

主喘。今此語反之。疑非仲景意。臣億等謹按小青龍湯。大要治水。又按本草蕘花下十二水。若水去。利則止也。又按千金。形腫者應內麻黃。乃內杏仁者。以麻黃發其陽故也。以此證之。豈非仲景意也。

傷寒心下有水氣。欬而微喘。發熱不渴。服湯已渴者。此寒去欲解也。小青龍湯主之。十一。用前第十方

太陽病。外證未解。脈浮弱者。當以汗解。宜桂枝湯。方十二。

桂枝去皮　芍藥　生薑各三兩切

甘草二兩炙　大棗十二枚擘

右五味。以水七升。煮取三升。去滓。溫服一升。須

臾啜熱稀粥一升。助藥力。取微汗。

太陽病下之微喘者。表未解故也。桂枝加厚朴杏子湯主之。方十三。

桂枝三兩去皮　甘草二兩炙　生薑三兩切

芍藥三兩　大棗十二枚擘　厚朴二兩炙去皮

杏仁五十枚去皮尖

右七味。以水七升。微火煑取三升。去滓。溫服一升。覆取微似汗。

太陽病。外證未解。不可下也。下之為逆。欲解外者。宜桂枝湯。十四。用前第十二方。

太陽病先發汗不解而復下之脉浮者不愈浮為在外而反下之故令不愈今脉浮故在外當須解外則愈宜桂枝湯十五用前第十二方

太陽病脉浮緊無汗發熱身疼痛八九日不解表證仍在此當發其汗服藥已微除其人發煩目瞑劇者必衄衄乃解所以然者陽氣重故也麻黃湯主之十六用前第五方

太陽病脉浮緊發熱身無汗自衄者愈

二陽併病太陽初得病時發其汗汗先出不徹因轉屬陽明續自微汗出不惡寒若太陽病證不罷

者不可下下之為逆如此可小發汗設面色緣緣正赤者陽氣怫鬱在表當解之熏之若發汗不徹不足言陽氣怫鬱不得越當汗不汗其人躁煩不知痛處乍在腹中乍在四肢按之不可得其人短氣但坐以汗出不徹故也更發汗則愈何以知汗出不徹以脈濇故知也

脈浮數者法當汗出而愈若下之身重心悸者不可發汗當自汗出乃解所以然者尺中脈微此裏虛須表裏實津液自和便自汗出愈

脈浮緊者法當身疼痛宜以汗解之假令尺中遲

者不可發汗，何以知然？以榮氣不足，血少故也。

脉浮者，病在表，可發汗，宜麻黃湯。十七。用前第五方，法用桂枝湯。

脉浮而數者，可發汗，宜麻黃湯。十八。用前第五方

病常自汗出者，此為榮氣和，榮氣和者，外不諧，以衛氣不共榮氣諧和故爾。以榮行脉中，衛行脉外，復發其汗，榮衛和則愈，宜桂枝湯。十九。用前第十二方

病人藏無他病，時發熱自汗出而不愈者，此衛氣不和也。先其時發汗則愈，宜桂枝湯。二十。用前第十二方

傷寒脉浮緊，不發汗，因致衄者，麻黃湯主之。二十

一。用前第五方

傷寒不大便六七日。頭痛有熱者。與承氣湯。其小便清者。一云大便青知不在裏。仍在表也。當須發汗。若頭痛者。必衄。宜桂枝湯。二十二。用前第十二方

傷寒發汗已解。半日許復煩。脈浮數者。可更發汗。宜桂枝湯。二十三。用前第十二方

凡病若發汗。若吐。若下。若亡血。亡津液。陰陽自和者。必自愈。

大下之後。復發汗。小便不利者。亡津液故也。勿治之。得小便利。必自愈。

下之後復發汗必振寒脉微細所以然者以内外俱虚故也。

下之後復發汗晝日煩躁不得眠夜而安靜不嘔不渴無表證脉沉微身無大熱者乾薑附子湯主之方二十四。

乾薑一兩　附子一枚生用去皮切八片

右二味以水三升煮取一升去滓頓服。

發汗後身疼痛脉沉遲者桂枝加芍藥生薑各一兩人參三兩新加湯主之方二十五。

桂枝三兩去皮　芍藥四兩　甘草二兩炙

人參三兩 大棗十二枚擘 生薑四兩

右六味，以水一斗二升，煑取三升，去滓，溫服一升。本云桂枝湯，今加芍藥生薑人參。

發汗後，不可更行桂枝湯，汗出而喘，無大熱者，可與麻黄杏仁甘草石膏湯。方二十六。

麻黄四兩去節 杏仁五十箇去皮尖 甘草二兩炙

石膏半斤碎綿裹

右四味，以水七升，煑麻黄，減二升，去上沫，內諸藥，煑取二升，去滓，溫服一升。本云黄耳柸。

發汗過多，其人叉手自冒心，心下悸，欲得按者，桂枝甘草湯主之。方二十七。

桂枝四兩去皮　甘草二兩炙

右二味。以水三升。煑取一升。去滓。頓服。

發汗後。其人臍下悸者。欲作奔豚。茯苓桂枝甘草大棗湯主之。方二十八。

茯苓半斤　桂枝四兩去皮　甘草二兩炙

大棗十五枚擘

右四味。以甘爛水一斗。先煑茯苓。減二升。內諸藥。煑取三升。去滓。溫服一升。日三服。

作甘爛水法。取水二斗。置大盆內。以杓揚之。水上有珠子五六千顆相逐。取用之。

發汗後。腹脹滿者。厚朴生薑半夏甘草人參湯主之。方二十九。

厚朴半斤炙去皮　生薑半斤切　半夏半升洗

甘草二兩　人參一兩

右五味。以水一斗。煮取三升。去滓。溫服一升。日三服。

傷寒若吐。若下後。心下逆滿。氣上衝胷。起則頭眩。脉沈緊。發汗則動經。身為振振搖者。茯苓桂枝白朮甘草湯主之。方三十。

茯苓四兩　桂枝三兩去皮　白朮　甘草各二兩炙

右四味。以水六升。煮取三升。去滓。分溫三服。

發汗病不解。反惡寒者。虛故也。芍藥甘草附子湯主之。方三十一。

芍藥　甘草各三兩炙　附子一枚炮去皮破八片

右三味。以水五升。煮取一升五合。去滓。分溫三服。疑非仲景方。

發汗若下之。病仍不解。煩躁者。茯苓四逆湯主之。方三十二。

茯苓四兩　人參一兩　附子一枚生用去皮破八片

甘草二兩炙 乾薑一兩半

右五味以水五升煮取三升去滓温服七合日二服

發汗後惡寒者虚故也不惡寒但熱者實也當和胃氣與調胃承氣湯方三十三玉函云與小承氣湯

芒消半升 甘草二兩炙 大黄四兩去皮清酒洗

右三味以水三升煮取一升去滓内芒消更煮兩沸頓服

太陽病發汗後大汗出胃中乾煩躁不得眠欲得飲水者少少與飲之令胃氣和則愈若脉浮小便

不利。微熱消渴者。五苓散主之。方三十四。即猪苓散是。

猪苓十八銖去皮　澤瀉一兩六銖　白朮十八銖

茯苓十八銖　桂枝半兩去皮

右五味。擣為散。以白飲和服方寸匕。日三服。多飲煖水。汗出愈。如法將息。

發汗已。脉浮數。煩渴者。五苓散主之。三十五。用前第三十四方。

傷寒汗出而渴者。五苓散主之。不渴者。茯苓甘草湯主之。方三十六。

茯苓二兩　桂枝二兩去皮　甘草一兩炙　生薑三兩切

右四味。以水四升。煑取二升。去滓。分溫三服。

中風發熱。六七日不解而煩。有表裏證。渴欲飲水。水入則吐者。名曰水逆。五苓散主之。三十七。用前第三十四方。

未持脉時。病人手叉自冒心。師因教試令欬而不欬者。此必兩耳聾無聞也。所以然者。以重發汗虛故如此。發汗後。飲水多必喘。以水灌之亦喘。

發汗後。水藥不得入口。為逆。若更發汗。必吐下不止。發汗吐下後。虛煩不得眠。若劇者。必反覆顛倒音到下同心中懊憹。上烏浩下奴冬切下同梔子豉湯主之。若少氣者。梔子甘草豉湯主之。若嘔者。梔子生薑豉湯主之。三十八。

梔子豉湯方

梔子十四箇擘　香豉四合綿裹

右二味。以水四升。先煑梔子。得二升半。內豉煑取一升半。去滓。分為二服。溫進一服。得吐者止後服。

梔子甘草豉湯方

梔子十四箇擘　甘草二兩炙　香豉四合綿裹

右三味。以水四升。先煑梔子甘草。取二升半。內

豉煑取一升半去滓分二服温進一服得吐者止後服

梔子生薑豉湯方

梔子十四箇擘　生薑五兩　香豉四合綿裹

右三味以水四升先煑梔子生薑取二升半內豉煑取一升半去滓分二服温進一服得吐者止後服

發汗若下之而煩熱胷中窒者梔子豉湯主之三十九用上初方

傷寒五六日大下之後身熱不去心中結痛者未

欲解也。梔子豉湯主之。四十。用上初方。

傷寒下後。心煩腹滿。臥起不安者。梔子厚朴湯主之。方四十一。

梔子十四箇擘　厚朴四兩炙去皮　枳實四枚水浸炙令黃

右三味。以水三升半。煮取一升半。去滓。分二服。溫進一服。得吐者。止後服。

傷寒。醫以丸藥大下之。身熱不去。微煩者。梔子乾薑湯主之。方四十二。

梔子十四箇擘　乾薑二兩

右二味。以水三升半。煮取一升半。去滓。分二服。

溫進一服。得吐者止後服。

凡用梔子湯。病人舊微溏者。不可與服之。

太陽病發汗。汗出不解。其人仍發熱。心下悸。頭眩。身瞤動。振振欲擗（一作僻）地者。真武湯主之。方四十三。

茯苓　芍藥　生薑（各三兩切）

白朮（二兩）　附子（一枚炮去皮破八片）

右五味。以水八升。煑取三升。去滓。溫服七合。日三服。

咽喉乾燥者。不可發汗。

淋家不可發汗發汗必便血。

瘡家雖身疼痛不可發汗汗出則痓。

衄家不可發汗汗出必額上陷脉急緊直視不能眴（音喚，又胡絹切，下同。一作瞬）不得眠。

亡血家不可發汗發汗則寒慄而振。

汗家重發汗必恍惚心亂小便已陰疼與禹餘粮丸。四十四。（方本闕）

病人有寒復發汗胃中冷必吐蚘。（一作逆）

本發汗而復下之此為逆也若先發汗治不為逆。本先下之而反汗之為逆若先下之治不為逆。

傷寒醫下之續得下利清穀不止身疼痛者急當救裏後身疼痛清便自調者急當救表救裏宜四逆湯救表宜桂枝湯四十五用前第十二方

病發熱頭痛脉反沉若不差身體疼痛當救其裏

四逆湯方

甘草二兩炙　乾薑一兩半　附子一枚生用去皮破八片

右三味以水三升煮取一升二合去滓分温再服强人可大附子一枚乾薑三兩

太陽病先下而不愈因復發汗以此表裏俱虛其人因致冒冒家汗出自愈所以然者汗出表和故

也得裏和。然後復下之。

太陽病。未解。脉陰陽俱停。（一作微）必先振慄汗出而解。但陽脉微者。先汗出而解。但陰脉微（一作尺脉實）者。下之而解。若欲下之。宜調胃承氣湯。四十六。（用前第三十三方。一云用大柴胡湯。）

太陽病。發熱汗出者。此為榮弱衛強。故使汗出。欲救邪風者。宜桂枝湯。四十七。（方用前法）

傷寒。五六日中風。往來寒熱。胸脅苦滿。嘿嘿不欲飲食。心煩喜嘔。或胸中煩而不嘔。或渴。或腹中痛。或脅下痞鞕。或心下悸。小便不利。或不渴。身有微熱。或欬者。小柴胡湯主之。方四十八。

柴胡半斤　黃芩三兩　人參三兩

半夏半升洗　甘草炙　生薑各三兩切

大棗十二枚擘

右七味。以水一斗二升。煑取六升。去滓。再煎取三升。溫服一升。日三服。若胷中煩而不嘔者。去半夏人參。加栝樓實一枚。若渴。去半夏。加人參。合前成四兩半。栝樓根四兩。若腹中痛者。去黃芩。加芍藥三兩。若脅下痞鞕。去大棗。加牡蠣四兩。若心下悸。小便不利者。去黃芩。加茯苓四兩若不渴。外有微熱者。去人參。加桂枝三兩。溫覆微汗愈。若欬者。去人參大棗生薑。加五味子半升。乾薑二兩。

血弱氣盡。腠理開。邪氣因入。與正氣相搏。結於脅下。正邪分爭。往來寒熱。休作有時。嘿嘿不欲飲食。藏府相連。其痛必下。邪高痛下。故使嘔也。一云藏府相違其病必下脅鬲中痛小柴胡湯主之。服柴胡湯已。渴者。屬陽明。以法治之。四十九。用前方

得病六七日。脉遲浮弱。惡風寒。手足溫。醫二三下之。不能食。而脅下滿痛。面目及身黃。頸項強。小便

難者與柴胡湯後必下重本渴飲水而嘔者柴胡湯不中與也食穀者噦

傷寒四五日身熱惡風頸項强脅下滿手足溫而渴者小柴胡湯主之五十用前方

傷寒陽脉濇陰脉弦法當腹中急痛先與小建中湯不差者小柴胡湯主之五十一用前方

小建中湯方

桂枝三兩去皮 甘草二兩炙 大棗十二枚擘

芍藥六兩 生薑三兩切 膠飴一升

右六味以水七升煑取三升去滓內飴更上微

火消解。温服一升。日三服。嘔家不可用建中湯
以甜故也。

傷寒中風。有柴胡證。但見一證便是。不必悉具。凡柴胡湯病證而下之。若柴胡證不罷者。復與柴胡湯。必蒸蒸而振。却復發熱汗出而解。

傷寒二三日。心中悸而煩者。小建中湯主之。五十二。用前第五十一方。

太陽病。過經十餘日。反二三下之。後四五日。柴胡證仍在者。先與小柴胡。嘔不止。心下急。一云嘔止小安。鬱鬱微煩者。為未解也。與大柴胡湯下之則愈。方五

十三。

柴胡半斤　黃芩三兩　芍藥三兩

半夏半升洗　生薑五兩切　枳實四枚炙

大棗十二枚擘

右七味。以水一斗二升煑取六升去滓再煎溫服一升日三服一方加大黃二兩若不加恐不為大柴胡湯。

傷寒十三日不解。胷脅滿而嘔。日晡所發潮熱。已而微利。此本柴胡證。下之以不得利今反利者。知醫以丸藥下之。此非其治也。潮熱者。實也。先宜服小柴胡湯以解外後以柴胡加芒消湯主之。五十四。

柴胡二兩十六銖 黄芩一兩 人參一兩

甘草一兩炙 生薑一兩切 半夏二十銖本云五枚洗

大棗四枚擘 芒消二兩

右八味，以水四升，煑取二升，去滓，內芒消，更煑微沸，分温再服，不解更作。臣億等謹按金匱玉函方中無芒消。別一方云，以水七升，下芒消二合，大黄四兩，桑螵蛸五枚，煑取一升半，服五合，微下即愈。本云柴胡再服以解其外，餘二升加芒消、大黄、桑螵蛸也。

傷寒十三日，過經，讝語者，以有熱也，當以湯下之。

若小便利者，大便當鞕，而反下利，脉調和者，知醫以丸藥下之，非其治也。若自下利者，脉當微厥，今反和者，此為內實也，調胃承氣湯主之。五十五（用前第三十三方）。

太陽病不解，熱結膀胱，其人如狂，血自下，下者愈。其外不解者，尚未可攻，當先解其外。外解已，但少腹急結者，乃可攻之，宜桃核承氣湯方。五十六。（後云解外宜桂枝湯）

桃仁五十箇（去皮尖） 大黃四兩 桂枝二兩（去皮）

甘草二兩（炙） 芒消二兩

右五味。以水七升。煑取二升半。去滓。內芒消。更上火微。沸下火。先食溫服五合。日三服。當微利。

傷寒八九日。下之。胷滿煩驚。小便不利。讝語。一身盡重。不可轉側者。柴胡加龍骨牡蠣湯主之。方五十七。

柴胡四兩　龍骨　黄芩　生薑切

鈆丹　人參　桂枝去皮　茯苓各一兩半

半夏二合半洗　大黄二兩　牡蠣一兩半熬　大棗六枚擘

右十二味。以水八升。煑取四升。內大黄。切如碁子。更煑一兩沸。去滓。溫服一升。本云柴胡湯。今加龍骨等。

傷寒腹滿譫語。寸口脉浮而緊。此肝乘脾也。名曰縱。刺期門。五十八。

傷寒發熱。嗇嗇惡寒。大渴欲飲水。其腹必滿。自汗出。小便利。其病欲解。此肝乘肺也。名曰横。刺期門。五十九。

太陽病二日。反躁。凡熨其背而大汗出。大熱入胃。一作二日内燒瓦熨背大汗出火氣入胃。胃中水竭。躁煩。必發譫語。十餘日。振慄自下利者。此為欲解也。故其汗從腰以下不得汗。欲小便不得。反嘔。欲失溲。足下惡風。大

便鞕。小便當數。而反不數。及不多。大便已。頭卓然而痛。其人足心必熱。穀氣下流故也

太陽病中風。以火劫發汗。邪風被火熱。血氣流溢。失其常度。兩陽相熏灼。其身發黃。陽盛則欲衄。陰虛小便難。陰陽俱虛竭。身體則枯燥。但頭汗出。劑頸而還。腹滿微喘。口乾咽爛。或不大便。久則讝語。甚者至噦。手足躁擾。捻衣摸床。小便利者。其人可治。

傷寒脉浮。醫以火迫劫之。亡陽。必驚狂。臥起不安者。桂枝去芍藥加蜀漆牡蠣龍骨救逆湯主之。方

六十。

桂枝三兩去皮　甘草二兩炙　生薑三兩切

大棗十二枚擘　牡蠣五兩熬　蜀漆三兩洗去腥

龍骨四兩

右七味。以水一斗二升。先煑蜀漆。減二升。內諸藥。煑取三升。去滓。溫服一升。本云桂枝湯。今去芍藥。加蜀漆牡蠣龍骨。

形作傷寒。其脉不弦緊而弱。弱者必渴。被火必讝語。弱者發熱。脉浮。解之當汗出愈。

太陽病以火熏之。不得汗。其人必躁。到經不解。必清血。名為火邪。

脉浮熱甚。而反灸之。此為實。實以虚治。因火而動。必咽燥吐血。

微數之脉。慎不可灸。因火為邪。則為煩逆。追虚逐實。血散脉中。火氣雖微。内攻有力。焦骨傷筋。血難復也。脉浮。宜以汗解。用火灸之。邪無從出。因火而盛。病從腰以下必重而痹。名火逆也。欲自解者。必當先煩。煩乃有汗而解。何以知之。脉浮。故知汗出解。

燒針令其汗。針處被寒。核起而赤者。必發奔豚氣從少腹上衝心者。灸其核上各一壯。與桂枝加桂湯。更加桂二兩也。方六十一。

桂枝五兩去皮　芍藥三兩　生薑三兩切

甘草二兩炙　大棗十二枚擘

右五味。以水七升。煮取三升。去滓。溫服一升。本云桂枝湯。今加桂滿五兩。所以加桂者。以能泄奔豚氣也。

火逆下之。因燒針煩躁者。桂枝甘草龍骨牡蠣湯主之。方六十二。

桂枝一兩去皮　甘草二兩炙　牡蠣二兩熬

龍骨二兩

右四味。以水五升。煮取二升半。去滓。温服八合。日三服。

太陽傷寒者。加温針必驚也。

太陽病當惡寒發熱。今自汗出。反不惡寒發熱。關上脉細數者。以醫吐之過也。一二日吐之者。腹中飢。口不能食。三四日吐之者。不喜糜粥。欲食冷食。朝食暮吐。以醫吐之所致也。此為小逆。

太陽病吐之。但太陽病當惡寒。今反不惡寒。不欲近衣。此為吐之內煩也。

病人脉數數為熱當消穀引食而反吐者此以發汗令陽氣微膈氣虗脉乃數也數為客熱不能消穀以胃中虗冷故吐也

太陽病過經十餘日心下温温欲吐而胷中痛大便反溏腹微滿鬱鬱微煩先此時自極吐下者與調胃承氣湯若不爾者不可與但欲嘔胷中痛微溏者此非柴胡湯證以嘔故知極吐下也調胃承氣湯六十三（用前第三十三方）

太陽病六七日表證仍在脉微而沈反不結胷其人發狂者以熱在下焦少腹當鞕滿小便自利者

下血乃愈。所以然者。以太陽隨經。瘀熱在裏故也。
抵當湯主之。方六十四。
水蛭熬 蝱蟲各三十箇去翅足熬 桃仁二十箇去皮尖
大黃三兩酒洗
右四味。以水五升。煑取三升。去滓。温服一升。不
下更服。
太陽病。身黃。脉沉結。少腹鞕。小便不利者。為無血
也。小便自利。其人如狂者。血證諦也。抵當湯主之。
六十五。用前方
傷寒有熱。少腹滿。應小便不利。今反利者。為有血

也。當下之。不可餘藥。宜抵當丸。方六十六。

水蛭二十箇熬 蝱蟲二十箇去翅足熬 桃仁二十五箇去皮尖

大黃三兩

右四味。擣分四丸。以水一升。煑一丸。取七合服之。晬時當下血。若不下者。更服。

太陽病。小便利者。以飲水多。必心下悸。小便少者。必苦裏急也。

傷寒論卷第三

傷寒論卷第四　　仲景全書第四

漢　張仲景述　晉　王叔和撰次

宋　林　億校正

明　趙開美校刻

沈　琳仝校

辨太陽病脉證并治下第七 合三十九法。方三十首。并見太陽少陽合病法。

結胷項强。如柔痓狀。下則和。宜大陷胷丸。第一。

六味。前後有結胷藏結病六證。

太陽病。心中懊憹。陽氣內陷。心下鞕。大陷胷湯

主之。第二。三味

傷寒六七日。結胷熱實。脉沉緊。心下痛。大陷胷湯主之。第三。用前第二方。

傷寒十餘日。熱結在裏。往来寒熱者。與大柴胡湯。第四。八味。水結附。

太陽病。重發汗。復下之。不大便五六日。舌燥而渴。潮熱。從心下至少腹滿痛。不可近者。大陷胷湯主之。第五。用前第二方。

小結胷病。正在心下。按之痛。脉浮滑者。小陷胷湯主之。第六。三味。下有太陽病二證。

病在陽。應以汗解。反以水潠。熱不得去。益煩不渴。服文蛤散。不差。與五苓散。寒實結胷。無熱證者。與三物小陷胷湯。白散亦可服。第七。文蛤散一味。五苓散五味。小陷胷湯用前第六方。白散三味。

太陽少陽併病。頭痛眩冒。心下痞者。刺肺俞肝俞。不可發汗。發汗則讝語。讝語不止。當刺期門。第八。

婦人中風。經水適来。熱除。脉遲。胷下滿。讝語。當刺期門。第九。

婦人中風。七八日寒熱。經水適斷。血結如瘧状。

小柴胡湯主之第十。七味

婦人傷寒經水適来讝語無犯胃氣及上二焦。自愈第十一。

傷寒六七日發熱微惡寒支節疼微嘔心下支結柴胡桂枝湯主之第十二。九味

傷寒五六日已發汗復下之胷脇滿小便不利渴而不嘔頭汗出往来寒熱心煩柴胡桂枝乾薑湯主之第十三。七味

傷寒五六日頭汗出微惡寒手足冷心下滿不欲食大便鞕脉細者為陽微結非少陰也可與

小柴胡湯。第十四。（用前第十方）

傷寒五六日。嘔而發熱。以他藥下之。柴胡證仍在。可與柴胡湯。蒸蒸而振。却發熱汗出解。心滿痛者。為結胷。但滿而不痛。為痞。宜半夏瀉心湯。第十五。（七味。下有太陽併病并氣痞二證）

太陽中風。下利嘔逆。表解。乃可攻之。十棗湯主之。第十六。（三味。下有太陽一證）

心下痞。按之濡者。大黃黃連瀉心湯主之。第十七。（二味）

心下痞。而復惡寒。汗出者。附子瀉心湯主之。第

十八。四味

心下痞。與瀉心湯。不解者。五苓散主之。第十九用前第七證方

傷寒汗解後。胃中不和。心下痞。生薑瀉心湯主之。第二十。八味

傷寒中風。反下之。心下痞。醫復下之。痞益甚。甘草瀉心湯主之。第二十一。六味

傷寒服藥。利不止。心下痞。與理中。利益甚。宜赤石脂禹餘粮湯。第二十二。二味。下有痞一證

傷寒發汗。若吐下。心下痞噫不除者。旋復代赭

湯主之。第二十三。七味

下後不可更行桂枝湯。汗出而喘。無大熱者。可與麻黄杏子甘草石膏湯。第二十四。四味

太陽病。外未除。數下之。遂協熱而利。桂枝人參湯主之。第二十五。五味

傷寒大下後。復發汗。心下痞。惡寒者。不可攻痞。先解表。表解乃可攻痞。解表宜桂枝湯。攻痞宜大黄黄連瀉心湯。第二十六。瀉心湯用前第十七方。

傷寒發熱。汗出不解。心中痞。嘔吐下利者。大柴胡湯主之。第二十七。用前第四方

病如桂枝證。頭不痛。項不強。寸脉浮。胷中痞氣
上衝不得息。當吐之。宜瓜蔕散第二十八。三味。下有不可與瓜蔕散證。
病脅下素有痞。連臍痛引少腹者。此名藏結。第
二十九。
傷寒若吐下後。不解。熱結在裏。惡風大渴。白虎
加人參湯主之第三十。五味。下有不可與白虎證
傷寒無大熱。口燥渴。背微寒者。白虎加人參湯
主之。第三十一。用前方
傷寒脉浮。發熱無汗。表未解。不可與白虎湯。渴

者。白虎加人參湯主之。第三十二。（用前第三十方。）
太陽少陽併病。心下鞕。頸項強而眩者。刺大椎肺俞肝俞。慎勿下之。第三十三。
太陽少陽合病。自下利。黃芩湯。若嘔。黃芩加半夏生薑湯主之。第三十四。（黃芩湯。四味。加半夏生薑湯。六味。）
傷寒。胷中有熱。胃中有邪氣。腹中痛。欲嘔者。黃連湯主之。第三十五。（七味。）
傷寒八九日。風濕相摶。身疼煩。不能轉側。不嘔不渴。脉浮虛而濇者。桂枝附子湯主之。大便鞕。（一云。臍下心下鞕。）小便自利者。去桂加白朮湯主之。第

三十六。桂附湯加朮湯並五味

風濕相搏。骨節疼煩。掣痛不得屈伸。汗出短氣。小便不利。惡風。或身微腫者。甘草附子湯主之。第三十七。四味

傷寒脈浮滑。此表有熱。裏有寒。白虎湯主之。第三十八。四味

傷寒脈結代。心動悸。炙甘草湯主之。第三十九。九味

問曰。病有結胸。有藏結。其狀何如。答曰。按之痛。寸脈浮。關脈沈。名曰結胸也。

何謂藏結。答曰。如結胷狀。飲食如故。時時下利。寸脉浮。關脉小細沉緊。名曰藏結。舌上白胎滑者。難治。

藏結無陽證。不往來寒熱。（一云寒而不熱。）其人反靜。舌上胎滑者。不可攻也。

病發於陽。而反下之。熱入因作結胷。病發於陰。而反下之。（一作汗出。）因作痞也。所以成結胷者。以下之太早故也。結胷者。項亦强。如柔痓狀。下之則和。宜大陷胷丸。方一。

大黄（半斤）　葶藶子（半升熬）　芒消（半升）

杏仁半升去皮尖熬黑

右四味。擣篩二味。内杏仁芒消。合研。如脂和散。取如彈丸一枚。別擣甘遂末一錢匕。白蜜二合。水二升。煮取一升。溫頓服之。一宿乃下。如不下。更服。取下為效。禁如藥法。

結胷證。其脉浮大者。不可下。下之則死。

結胷證悉具。煩躁者亦死。

太陽病。脉浮而動數。浮則為風。數則為熱。動則為痛。數則為虛。頭痛發熱。微盗汗出。而反惡寒者。表未解也。醫反下之。動數變遲。膈内拒痛。一云頭痛即眩。胃中空虛。客氣動膈。短氣躁煩。心中懊憹。陽氣內陷。心下因鞕。則為結胷。大陷胷湯主之。若不結胷。但頭汗出。餘處無汗。劑頸而還。小便不利。身必發黃。

大陷胷湯。方二。

大黃六兩去皮　芒消一升　甘遂一錢七

右三味。以水六升。先煑大黃。取二升。去滓。內芒消。煑一兩沸。內甘遂末。溫服一升。得快利。止後服。

傷寒六七日。結胷熱實。脉沈而緊。心下痛。按之石鞕者。大陷胷湯主之。三。用前第二方傷寒十餘日。熱結在裏。復往来寒熱者。與大柴胡湯。但結胷無大熱者。此爲水結在胷脅也。但頭微汗出者。大陷胷湯主之。四。用前第二方

大柴胡湯方

柴胡半斤　枳實四枚炙　生薑五兩切

黄芩三兩　芍藥三兩　半夏半升洗

大棗十二枚擘

右七味。以水一斗二升。煮取六升。去滓。再煎。溫服一升。日三服。一方加大黄二兩。若不加。恐不名大柴胡湯。

太陽病重發汗而復下之不大便五六日舌上燥而渴日晡所小有潮熱一云日晡所發心胸大煩從心下至少腹鞕滿而痛不可近者大陷胸湯主之五用前第二方

小結胸病正在心下按之則痛脉浮滑者小陷胸湯主之方六

黃連一兩　半夏半升洗　栝樓實大者一枚

右三味以水六升先煑栝樓取三升去滓内諸藥煑取二升去滓分温三服

太陽病二三日不能臥但欲起心下必結脉微弱者此本有寒分也反下之若利止必作結胸未止

者四日復下之此作協熱利也

太陽病下之其脈促（一作縱）不結胸者此為欲解也脈浮者必結胸脈緊者必咽痛脈弦者必兩脅拘急脈細數者頭痛未止脈沈緊者必欲嘔脈沈滑者協熱利脈浮滑者必下血

病在陽應以汗解之反以冷水潠之若灌之其熱被劫不得去彌更益煩肉上粟起意欲飲水反不渴者服文蛤散若不差者與五苓散寒實結胸無熱證者與三物小陷胸湯（用前第六方）白散亦可服七（一云與三物小白散）

文蛤散方

文蛤 五兩

右一味為散。以沸湯和一方寸匕服。湯用五合。

五苓散方

猪苓 十八銖去黑皮　白朮 十八銖　澤瀉 一兩六銖

茯苓 十八銖　桂枝 半兩去皮

右五味為散。更於臼中治之。白飲和方寸匕服之。日三服。多飲煖水。汗出愈。

白散方

桔梗 三分　巴豆 一分去皮心熬黑研如脂　貝母 三分

右三味為散內巴豆更於臼中杵之以白飲和服强人半錢匕羸者減之病在膈上必吐在膈下必利不利進熱粥一杯利過不止進冷粥一杯身熱皮粟不解欲引衣自覆若以水潠之洗之益令熱却不得出當汗而不汗則煩假令汗出已腹中痛與芍藥三兩如上法

太陽與少陽併病頭項强痛或眩冒時如結胷心下痞鞕者當刺大椎第一間肺俞肝俞慎不可發汗發汗則讝語脉弦五日讝語不止當刺期門

婦人中風發熱惡寒經水適来得之七八日熱除

而脉遲身涼胷脅下滿如結胷狀讝語者此為熱入血室也當刺期門隨其實而取之九

婦人中風七八日續得寒熱發作有時經水適斷者此為熱入血室其血必結故使如瘧狀發作有時小柴胡湯主之方十

柴胡半斤　黃芩三兩　人參三兩

半夏半升洗　甘草三兩　生薑三兩切

大棗十二枚擘

右七味以水一斗二升煮取六升去滓再煎取三升溫服一升日三服

婦人傷寒發熱。經水適來。晝日明了。暮則讝語。如見鬼狀者。此為熱入血室。無犯胃氣及上二焦。必自愈。十一。

傷寒六七日。發熱微惡寒。支節煩疼。微嘔。心下支結。外證未去者。柴胡桂枝湯主之。方十二。

桂枝去皮　黃芩一兩半　人參一兩半

甘草一兩炙　半夏二合半洗　芍藥一兩半

大棗六枚擘　生薑一兩半切　柴胡四兩

右九味。以水七升。煑取三升。去滓。溫服一升。本云人參湯作如桂枝法。加半夏柴胡黃芩。復如柴胡法。今用人參作半劑。

傷寒五六日。已發汗而復下之。胷脅滿微結。小便不利渴而不嘔。但頭汗出。往来寒熱。心煩者。此為未解也。柴胡桂枝乾薑湯主之。方十三。

柴胡半斤　桂枝三兩去皮　乾薑二兩

栝樓根四兩　黃芩三兩　牡蠣二兩熬

甘草二兩炙

右七味。以水一斗二升。煮取六升。去滓。再煎取三升。溫服一升。日三服。初服微煩。復服汗出便愈。

傷寒五六日。頭汗出。微惡寒。手足冷。心下滿。口不欲食。大便鞕。脉細者。此為陽微結。必有表。復有裏也。脉沈。亦在裏也。汗出為陽微。假令純陰結。不得復有外證。悉入在裏。此為半在裏半在外也。脉雖沈緊。不得為少陰病。所以然者。陰不得有汗。今頭汗出。故知非少陰也。可與小柴胡湯。設不了了者。得屎而解。十四。用前第十方。

傷寒五六日。嘔而發熱者。柴胡湯證具。而以他藥下之。柴胡證仍在者。復與柴胡湯。此雖已下之。不為逆。必蒸蒸而振。却發熱汗出而解。若心下滿而鞕痛者。此為結胷也。大陷胷湯主之。但滿而不痛者。此為痞。柴胡不中與之。宜半夏瀉心湯。方十五。

半夏（洗半升）　黄芩　乾薑　人參

甘草（炙各三兩）　黄連（一兩）　大棗（十二枚擘）

右七味。以水一斗。煑取六升。去滓。再煎取三升。温服一升。日三服。須大陷胷湯者。方用前第二法。（一方用半夏一升。）

太陽少陽併病。而反下之。成結胷。心下鞕。下利不止。水漿不下。其人心煩

脉浮而緊。而復下之。緊反入裏。則作痞。按之自濡。

但氣痞耳。

太陽中風。下利嘔逆。表解者。乃可攻之。其人漐漐汗出。發作有時。頭痛。心下痞鞕滿。引脅下痛。乾嘔短氣。汗出不惡寒者。此表解裏未和也。十棗湯主之。方十六。

芫花熬　甘遂　大戟

右三味等分。各別擣為散。以水一升半。先煑大棗肥者十枚。取八合。去滓。內藥末。强人服一錢七。羸人服半錢。溫服之。平旦服。若下少。病不除者。明日更服。加半錢。得快下利後。糜粥自養。

太陽病，醫發汗，遂發熱惡寒，因復下之，心下痞，表裏俱虛，陰陽氣並竭，無陽則陰獨，復加燒針，因胷煩，面色青黃，膚瞤者，難治；今色微黃，手足溫者，易愈。

心下痞，按之濡，其脉關上浮者，大黃黃連瀉心湯主之。方十七。

大黃二兩　黃連一兩

右二味，以麻沸湯二升漬之，須臾絞去滓，分溫再服。臣億等看詳大黃黃連瀉心湯，諸本皆二味，又後附子瀉心湯，用大黃、黃連、黃芩、附子，恐是前方中亦有黃芩，後但加附子也。故後云附子瀉心湯，本云加附子也。

心下痞而復。惡寒汗出者。附子瀉心湯主之。方十八。

大黃二兩　黃連一兩　黃芩一兩

附子一枚炮去皮破別煑取汁

右四味。切三味。以麻沸湯二升漬之。須臾絞去滓。內附子汁。分溫再服。

本以下之。故心下痞。與瀉心湯。痞不解。其人渴而口燥煩。小便不利者。五苓散主之。十九。一方云忍之一日乃愈。用前第七證方

傷寒汗出解之後。胃中不和。心下痞鞕。乾噫食臭。

脅下有水氣。腹中雷鳴下利者。生薑瀉心湯主之方二十。

生薑四兩切　甘草三兩炙　人參三兩

乾薑一兩　黃芩三兩　半夏半升洗

黃連一兩　大棗十二枚擘

右八味。以水一斗。煮取六升。去滓。再煎。取三升。溫服一升。日三服。附子瀉心湯。本云加附子半夏瀉心湯。甘草瀉心湯。同體別名耳。生薑瀉心湯。本云理中人參黃芩湯。去桂枝朮。加黃連并瀉肝法。

傷寒中風，醫反下之，其人下利日數十行，穀不化，腹中雷鳴，心下痞鞕而滿，乾嘔心煩不得安。醫見心下痞，謂病不盡，復下之，其痞益甚。此非結熱，但以胃中虛，客氣上逆，故使鞕也。甘草瀉心湯主之。方二十一。

甘草四兩炙　黃芩三兩　乾薑三兩

半夏半升洗　大棗十二枚擘　黃連一兩

右六味，以水一斗，煮取六升，去滓，再煎取三升。溫服一升，日三服。臣億等謹按：上生薑瀉心湯法，本云理中人參黃芩湯，今詳瀉心以療痞。痞氣因發陰而生，是半夏、生薑、甘草瀉心三方，皆本於理中也。其方必各有人參。今甘草瀉心中無者。脫落之也。又按千金并外臺祕要。治傷寒䘌食用此方。皆有人參。知脫落無疑。

傷寒服湯藥。下利不止。心下痞鞕。服瀉心湯已。復以他藥下之。利不止。醫以理中與之。利益甚。理中者。理中焦。此利在下焦。赤石脂禹餘粮湯主之。復不止者。當利其小便。赤石脂禹餘粮湯方二十二。

赤石脂一斤碎　太一禹餘粮一斤碎

右二味。以水六升。煑取二升。去滓。分溫三服。

傷寒吐下後。發汗。虛煩。脉甚微。八九日。心下痞鞕。脇下痛。氣上衝咽喉。眩冒。經脉動惕者。久而成痿。

傷寒發汗。若吐若下。解後心下痞鞕。噫氣不除者。旋復代赭湯主之。方二十三。

旋復花三兩 人參二兩 生薑五兩

代赭一兩 甘草三兩炙 半夏半升洗

大棗十二枚擘

右七味。以水一斗。煮取六升。去滓再煎取三升。溫服一升。日三服。

下後不可更行桂枝湯。若汗出而喘。無大熱者。可與麻黃杏子甘草石膏湯。方二十四。

麻黃四兩 杏仁五十箇去皮尖 甘草二兩炙

石膏 半斤碎綿裹

右四味。以水七升。先煑麻黃。減二升。去白沫。內諸藥。煑取三升。去滓。溫服一升。本云黃耳杯。

太陽病。外證未除。而數下之。遂恊熱而利。利下不止。心下痞鞕。表裏不觧者。桂枝人參湯主之。方二十五。

桂枝 四兩別切　甘草 四兩炙　白朮 三兩

人參 三兩　乾薑 三兩

右五味。以水九升。先煑四味。取五升。內桂。更煑取三升。去滓。溫服一升。日再。夜一服。

傷寒大下後復發汗心下痞惡寒者表未解也不可攻痞當先解表表解乃可攻痞解表宜桂枝湯攻痞宜大黄黄連瀉心湯二十六瀉心湯用前第十七方

傷寒發熱汗出不解心中痞鞕嘔吐而下利者大柴胡湯主之二十七用前第四方

病如桂枝證頭不痛項不強寸脉微浮胷中痞鞕氣上衝喉咽不得息者此為胷有寒也當吐之宜瓜蔕散方二十八

瓜蔕一分熬黄　赤小豆一分

右二味各别擣篩為散已合治之取一錢七以

香豉一合。用熱湯七合。煑作稀糜。去滓。取汁和散。溫頓服之。不吐者。少少加。得快吐乃止。諸亡血虛家。不可與瓜蔕散。

病脅下素有痞。連在臍傍。痛引少腹。入陰筋者。此名藏結。死。二十九。

傷寒。若吐若下後。七八日不解。熱結在裏。表裏俱熱。時時惡風。大渴。舌上乾燥而煩。欲飲水數升者。白虎加人參湯主之。方三十。

知母六兩　石膏一斤碎　甘草二兩炙

人參二兩　粳米六合

右五味。以水一斗。煑米熟湯成。去滓。溫服一升。日三服。此方立夏後立秋前乃可服。立秋後不可服。正月二月三月尚凜冷。亦不可與服之。與之則嘔利而腹痛。諸亡血虚家。亦不可與。得之則腹痛。利者但可溫之。當愈。

傷寒無大熱。口燥渴。心煩。背微惡寒者。白虎加人參湯主之。三十一。用前方

傷寒脉浮。發熱無汗。其表不解。不可與白虎湯。渴欲飲水。無表證者。白虎加人參湯主之。三十二。用前方

太陽少陽併病。心下鞕。頸項强而眩者。當刺大椎肺俞肝俞。慎勿下之。三十三。

太陽與少陽合病。自下利者。與黄芩湯。若嘔者。黄芩加半夏生薑湯主之。三十四。

黄芩湯方

黄芩三兩 芍藥二兩 甘草二兩炙 大棗十二枚擘

右四味。以水一斗。煑取三升。去滓。溫服一升。日再。夜一服。

黄芩加半夏生薑湯方

黄芩三兩 芍藥二兩 甘草二兩炙 大棗十二枚擘

半夏半升洗　生薑一兩半一方三兩切

右六味。以水一斗。煮取三升。去滓。溫服一升。日再夜一服。

傷寒胷中有熱。胃中有邪氣。腹中痛。欲嘔吐者。黃連湯主之。方三十五。

黃連三兩　甘草三兩炙　乾薑三兩　桂枝三兩去皮

人參二兩　半夏半升洗　大棗十二枚擘

右七味。以水一斗。煮取六升。去滓。溫服。晝三夜二。疑非仲景方。

傷寒八九日。風濕相搏。身體疼煩。不能自轉側。不嘔不渴。脉浮虚而濇者。桂枝附子湯主之。若其人大便鞕。一云臍下心下鞕。小便自利者。去桂加白术湯主之。三十六。

桂枝附子湯方

桂枝四兩去皮　附子三枚炮去皮破　生薑三兩切

大棗十二枚擘　甘草二兩炙

右五味。以水六升。煑取二升。去滓。分温三服。

去桂加白术湯方

附子三枚炮去皮破　白术四兩　生薑三兩切

甘草二兩炙　大棗十二枚擘

右五味。以水六升。煑取二升。去滓。分温三服。初一服。其人身如痺。半日許復服之。三服都盡。其人如冒狀。勿怪。此以附子朮併走皮内。逐水氣。未得除。故使之耳。法當加桂四兩。此本一方二法。以大便鞕。小便自利。去桂也。以大便不鞕。小便不利。當加桂。附子三枚。恐多也。虛弱家及産婦。宜減服之。

風濕相搏。骨節疼煩。掣痛不得屈伸。近之則痛劇。汗出短氣。小便不利。惡風不欲去衣。或身微腫者。甘草附子湯主之。方三十七。

甘草二兩炙　附子二枚炮去皮破　白术二兩
桂枝四兩去皮
右四味。以水六升。煑取三升。去滓。溫服一升。日三服。初服得微汗則解。能食。汗止復煩者。將服五合。恐一升多者。宜服六七合爲始。
傷寒脉浮滑。此以表有熱。裏有寒。白虎湯主之。方三十八。
知母六兩　石膏一斤碎　甘草二兩炙
粳米六合
右四味。以水一斗。煑米熟湯成。去滓。溫服一升。

日三服。臣億等謹按前篇云。熱結在裏。表裏俱熱者。白虎湯主之。又云其表不解。不可與白虎湯。此云脉浮滑。表有熱。裏有寒者。必表裏字差矣。又陽明一證云。脉浮遲。表熱裏寒。四逆湯主之。又少陰一證云。裏寒外熱。通脉四逆湯主之。以此表裏自差明矣。千金翼云。白通湯。非也。

傷寒脉結代。心動悸。炙甘草湯主之。方三十九。

甘草四兩炙　生薑三兩切　人參二兩

生地黃一斤　桂枝三兩去皮　阿膠二兩

麥門冬半升去心　麻仁半升　大棗三十枚擘

右九味。以清酒七升。水八升。先煮八味。取三升。去滓。内膠烊消盡。温服一升。日三服。一名復脉湯。

脉。按之来緩時。一止復来者。名曰結。又脉来動而中止。更来小數。中有還者。反動。名曰結陰也。脉来動而中止。不能自還。因而復動者。名曰代陰也。得此脉者。必難治。

傷寒論卷第四

世讓堂翻刻宋板趙氏家藏印

傷寒論卷第五　　仲景全書第五

漢　張仲景述　晉　王叔和撰次

宋　林　億校正

明　趙開美校刻

沈　琳仝校

辨陽明病脉證并治第八 合四十四法。方一十首。一方附。并見陽明少陽合病法。

陽明病。不吐不下。心煩者。可與調胃承氣湯。第一。（三味。前有陽明病二十七證。）

陽明病。脉遲。汗出。不惡寒。身重。短氣。腹滿。潮熱。大便鞕。大承氣湯主之。若腹大滿不通者。與小承氣湯。第二。（大承氣四味。小承氣三味。）

陽明病。潮熱。大便微鞕者。可與大承氣湯。若不大便六七日。恐有燥屎。與小承氣湯。若不轉失氣。不可攻之。後發熱復鞕者。小承氣湯和之。第三。（用前第一方。下有二病證。）

傷寒。若吐下不解。至十餘日。潮熱。不惡寒。如見鬼狀。微喘直視。大承氣湯主之。第四。（用前第二方。）

陽明病，多汗，胃中燥，大便鞕，譫語，小承氣湯主之。第五。用前第二方

陽明病，譫語，潮熱，脉滑疾者，小承氣湯主之。第六。用前第二方

陽明病，譫語，潮熱，不能食，胃中有燥屎，宜大承氣湯下之。第七。用前第二方。下有陽明病一證。

汗出，譫語，有燥屎在胃中，過經乃可下之，宜大承氣湯。第八。用前第二方。下有傷寒病一證。

三陽合病，腹滿，身重，譫語，遺尿，白虎湯主之。第九。四味

二陽併病。太陽證罷。潮熱汗出。大便難。讝語者。宜大承氣湯第十。用前第二方

陽明病。脈浮緊。咽燥。口苦。腹滿而喘。發熱汗出。惡熱身重。若下之。則胃中空虛。客氣動膈。心中懊憹。舌上胎者。梔子豉湯主之。第十一。二味

若渴欲飲水。舌燥者。白虎加人參湯主之。第十二。五味

若脈浮發熱。渴欲飲水。小便不利者。猪苓湯主之。第十三。五味。下有不可與猪苓湯一證。

脈浮遲。表熱裏寒。下利清穀者。四逆湯主之。第

十四。三味。下有二病證。

陽明病。下之。外有熱。手足温。不結胸。心中懊憹不能食。但頭汗出。梔子豉湯主之。第十五。用前第十一方

陽明病。發潮熱。大便溏。胸滿不去者。與小柴胡湯第十六。七味。

陽明病。脅下滿。不大便而嘔。舌上胎者。與小柴胡湯。第十七。用上方。

陽明中風。脉弦浮大。短氣腹滿。脅下及心痛。鼻乾不得汗。嗜臥。身黃。小便難。潮熱而噦。與小柴

胡湯第十八用上方
脉但浮無餘證者與麻黄湯第十九四味
陽明病自汗出若發汗小便利津液内竭雖鞕
不可攻之須自大便蜜煎導而通之若土瓜根
豬膽汁第二十一味猪膽方附二味
陽明病脉遲汗出多微惡寒表未解宜桂枝湯
第二十一五味
陽明病脉浮無汗而喘發汗則愈宜麻黄湯第
二十二用前第十九方
陽明病但頭汗出小便不利身必發黄茵蔯蒿

湯主之。第二十三。三味

陽明證喜忘。必有畜血。大便黑。宜抵當湯下之。第二十四。四味

陽明病。下之。心中懊憹而煩。胃中有燥屎者。宜大承氣湯。第二十五。用前第二方。下有一病證。

病人煩熱。汗出解。如瘧狀。日晡發熱。脉實者。宜大承氣湯。脉浮虛者。宜桂枝湯。第二十六。大承氣湯。用前第二方。桂枝湯。用前第二十一方。

大下後。六七日不大便。煩不解。腹滿痛。本有宿食。宜大承氣湯。第二十七。用前第二方

病人小便不利大便乍難乍易時有微熱宜大承氣湯第二十八用前第二方

食穀欲嘔屬陽明也吳茱萸湯主之第二十九四味

太陽病發熱汗出惡寒不嘔心下痞此以醫下之也如不下不惡寒而渴屬陽明但以法救之宜五苓散第三十五味下有二病證

趺陽脉浮而濇小便數大便鞕其脾為約麻子仁丸主之第三十一六味

太陽病三日發汗不解蒸蒸熱者調胃承氣湯

主之。第三十二。用前第一方

傷寒吐後。腹脹滿者。與調胃承氣湯。第三十三。用前第一方

太陽病。若吐下。發汗後。微煩。大便鞕。與小承氣湯和之。第三十四。用前第二方

得病二三日。脉弱。無太陽柴胡證。煩躁。心下鞕。小便利。屎定鞕。宜大承氣湯。第三十五。用前第二方

傷寒六七日。目中不了了。睛不和。無表裏證。大便難。宜大承氣湯。第三十六。用前第二方

陽明病。發熱汗多者。急下之。宜大承氣湯。第三

十七。用前第二方

發汗不解。腹滿痛者。急下之。宜大承氣湯。第三

十八。用前第二方

腹滿不減。減不足言。當下之。宜大承氣湯。第三

十九。用前第二方

陽明少陽合病。必下利。脉滑而數。有宿食也。當

下之。宜大承氣湯。第四十。用前第二方

病人無表裏證。發熱七八日。脉數。可下之。假令

已下。不大便者。有瘀血。宜抵當湯。第四十一。用前

第二十四方。

下有二病證。

傷寒七八日。身黃如橘色。小便不利。茵蔯蒿湯主之第四十二。用前第二十三方

傷寒身黃發熱。梔子蘗皮湯主之第四十三。三味

傷寒瘀熱在裏。身必黃。麻黃連軺赤小豆湯主之第四十四。八味

問曰。病有太陽陽明。有正陽陽明。有少陽陽明。何謂也。荅曰。太陽陽明者。脾約一云絡是也。正陽陽明者。胃家實是也。少陽陽明者。發汗利小便已。胃中燥煩實。大便難是也。

陽明之為病。胃家實一作寒是也。

問曰。何緣得陽明病。答曰。太陽病若發汗。若下。若利小便。此亡津液。胃中乾燥。因轉屬陽明。不更衣。内實大便難者。此名陽明也。

問曰。陽明病外證云何。答曰。身熱汗自出。不惡寒。反惡熱也。

問曰。病有得之一日。不發熱而惡寒者何也。答曰。雖得之一日。惡寒將自罷。即自汗出而惡熱也。

問曰。惡寒何故自罷。答曰。陽明居中。主土也。萬物所歸。無所復傳。始雖惡寒。二日自止。此為陽明病也。

本太陽初得病時發其汗汗先出不徹因轉屬陽明也傷寒發熱無汗嘔不能食而反汗出濈濈然者是轉屬陽明也

傷寒三日陽明脉大

傷寒脉浮而緩手足自溫者是為繫在太陰太陰者身當發黄若小便自利者不能發黄至七八日大便鞕者為陽明病也

傷寒轉繫陽明者其人濈然微汗出也

陽明中風口苦咽乾腹滿微喘發熱惡寒脉浮而緊若下之則腹滿小便難也

陽明病若能食名中風不能食名中寒
陽明病若中寒者不能食小便不利手足濈然汗出此欲作固瘕必大便初鞕後溏所以然者以胃中冷水穀不别故也
陽明病初欲食小便反不利大便自調其人骨節疼翕翕如有熱狀奄然發狂濈然汗出而解者此水不勝穀氣與汗共并脉緊則愈
陽明病欲解時從申至戌上
陽明病不能食攻其熱必噦所以然者胃中虛冷故也以其人本虛攻其熱必噦

陽明病。脉遲。食難用飽。飽則微煩頭眩。必小便難。此欲作穀癉。雖下之。腹滿如故。所以然者。脉遲故也。

陽明病。法多汗。反無汗。其身如蟲行皮中狀者。此以久虛故也。

陽明病。反無汗而小便利。二三日嘔而欬。手足厥者。必苦頭痛。若不欬不嘔。手足不厥者。頭不痛。一云冬陽明。

陽明病。但頭眩。不惡寒。故能食而欬。其人咽必痛。若不欬者。咽不痛。一云冬陽明。

陽明病無汗小便不利心中懊憹者身必發黃。

陽明病被火額上微汗出而小便不利者必發黃。

陽明病脉浮而緊者必潮熱發作有時但浮者必盜汗出。

陽明病口燥但欲漱水不欲嚥者此必衄。

陽明病本自汗出醫更重發汗病已差尚微煩不了了者此必大便鞕故也以亡津液胃中乾燥故令大便鞕當問其小便日幾行若本小便日三四行今日再行故知大便不久出今為小便數少以津液當還入胃中故知不久必大便也。

傷寒嘔多雖有陽明證不可攻之

陽明病心下鞕滿者不可攻之攻之利遂不止者死利止者愈

陽明病面合色赤不可攻之必發熱色黃者小便不利也

陽明病不吐不下心煩者可與調胃承氣湯方一

甘草二兩炙　芒消半升　大黃四兩清酒洗

右三味切以水三升煑二物至一升去滓内芒消更上微火一二沸溫頓服之以調胃氣

陽明病脉遲雖汗出不惡寒者其身必重短氣腹

滿而喘。有潮熱者。此外欲解。可攻裏也。手足濈然汗出者。此大便已鞕也。大承氣湯主之。若汗多。微發熱惡寒者。外未解也。一法與桂枝湯。其熱不潮。未可與承氣湯。若腹大滿不通者。可與小承氣湯。微和胃氣。勿令至大泄下。大承氣湯。方二。

大黃四兩酒洗　厚朴半斤炙去皮　枳實五枚炙

芒消三合

右四味。以水一斗。先煮二物。取五升。去滓。內大黃。更煮取二升。去滓。內芒消。更上微火一兩沸。分溫再服。得下。餘勿服。

小承氣湯方

大黃四兩　厚朴二兩炙去皮　枳實三枚大者炙

右三味以水四升煮取一升二合去滓分溫二服初服湯當更衣不爾者盡飲之若更衣者勿服之

陽明病潮熱大便微鞕者可與大承氣湯不鞕者不可與之若不大便六七日恐有燥屎欲知之法少與小承氣湯湯入腹中轉失氣者此有燥屎也乃可攻之若不轉失氣者此但初頭鞕後必溏不可攻之攻之必脹滿不能食也欲飲水者與水則

噦。其後發熱者。必大便復鞕而少也。以小承氣湯和之。不轉失氣者。慎不可攻也。小承氣湯。三。用前第二方

夫實則讝語。虛則鄭聲。鄭聲者。重語也。直視讝語喘滿者。死。下利者。亦死。

發汗多。若重發汗者。亡其陽。讝語脈短者。死。脈自和者。不死。

傷寒若吐若下後。不解。不大便五六日。上至十餘日。日晡所發潮熱。不惡寒。獨語如見鬼狀。若劇者。發則不識人。循衣摸牀。惕而不安。一云。順衣妄撮。怵惕不安。微

喘直視。脉弦者生。濇者死。微者但發熱讝語者。大承氣湯主之。若一服利。則止後服。四（用前第一方）

陽明病。其人多汗。以津液外出。胃中燥。大便必鞕。鞕則讝語。小承氣湯主之。若一服讝語止者。更莫復服。五（用前第二方）

陽明病。讝語發潮熱。脉滑而疾者。小承氣湯主之。因與承氣湯一升。腹中轉氣者。更服一升。若不轉氣者。勿更與之。明日又不大便。脉反微濇者。裏虛也。為難治。不可更與承氣湯也。六（用前第二方）

陽明病。讝語有潮熱。反不能食者。胃中必有燥屎

五六枚也。若能食者。但鞭耳。宜大承氣湯下之。七。用前第二方

陽明病。下血譫語者。此為熱入血室。但頭汗出者。刺期門。隨其實而寫之。濈然汗出則愈。

汗汗一作臥出。譫語者。以有燥屎在胃中。此為風也。須下者。過經乃可下之。下之若早。語言必亂。以表虛裏實故也。下之愈。宜大承氣湯。八。用前第二方。一云大柴胡湯。

傷寒四五日。脉沉而喘滿。沉為在裏。而反發其汗。津液越出。大便為難。表虛裏實。久則譫語。

三陽合病。腹滿。身重。難以轉側。口不仁。面垢。又作枯。一作

云向経讝語。遺尿。發汗。則讝語。下之則額上生汗。手足逆冷。若自汗出者。白虎湯主之。方九。

知母（六兩）　石膏（一斤碎）　甘草（二兩炙）

粳米（六合）

右四味。以水一斗。煑米熟湯成。去滓。温服一升。日三服。

二陽併病。太陽證罷。但發潮熱。手足漐漐汗出。大便難而讝語者。下之則愈。宜大承氣湯。十。（用前第二方）

陽明病。脉浮而緊。咽燥口苦。腹滿而喘。發熱汗出。不惡寒。反惡熱。身重。若發汗則躁。心憒憒（公對切）反譫語。若加溫鍼。必怵惕煩躁。不得眠。若下之。則胃中空虛。客氣動膈。心中懊憹。舌上胎者。梔子豉湯主之。方十一。

肥梔子十四枚擘　香豉四合綿裹

右二味。以水四升。煮梔子取二升半。去滓。内豉。更煑取一升半。去滓。分二服。溫進一服。得快吐者。止後服。

若渴欲飲水。口乾舌燥者。白虎加人參湯主之。方十二。

知母六兩　石膏一斤碎　甘草二兩炙

粳米六合 人參三兩

右五味。以水一斗。煑米熟湯成。去滓。溫服一升。日三服。

若脉浮。發熱。渴欲飲水。小便不利者。猪苓湯主之。方十三。

猪苓去皮 茯苓 澤瀉 阿膠 滑石碎各一兩

右五味。以水四升。先煑四味。取二升。去滓。內阿膠烊消。溫服七合。日三服。

陽明病。汗出多而渴者。不可與猪苓湯。以汗多。胃中燥。猪苓湯。復利其小便故也。

脉浮而遲。表熱裏寒。下利清穀者。四逆湯主之。方十四。

甘草二兩炙　乾薑一兩半　附子一枚生用去皮破八片

右三味。以水三升。煑取一升二合。去滓。分溫二服。強人可大附子一枚。乾薑三兩。

若胃中虛冷。不能食者。飲水則噦。

脉浮發熱。口乾鼻燥。能食者。則衄。

陽明病。下之。其外有熱。手足溫。不結胷。心中懊憹。飢不能食。但頭汗出者。梔子豉湯主之。十五。用前第十

一方

陽明病。發潮熱。大便溏。小便自可。胷脅滿不去者。與小柴胡湯。方十六。

柴胡半斤　黄芩三兩　人參三兩

半夏半升洗　甘草三兩炙　生薑三兩切

大棗十二枚擘

右七味。以水一斗二升。煮取六升。去滓。再煎取三升。温服一升。日三服。

陽明病。脅下鞕滿。不大便而嘔。舌上白胎者。可與小柴胡湯。上焦得通。津液得下。胃氣因和。身濈然

汗出而解。十七。用上方

陽明中風。脉弦浮大而短氣。腹都滿。脅下及心痛。久按之。氣不通。鼻乾不得汗。嗜臥。一身及目悉黃。小便難。有潮熱。時時噦。耳前後腫。刺之小差。外不解。病過十日。脉續浮者。與小柴胡湯。十八。用上方脉但浮。無餘證者。與麻黃湯。若不尿。腹滿加噦者。不治。麻黃湯方。十九。

麻黃三兩去節　桂枝二兩去皮　甘草一兩炙

杏仁七十箇去皮尖

右四味。以水九升。煑麻黃減二升。去白沫。內諸

藥煮取二升半去滓溫服八合覆取微似汗
陽明病自汗出若發汗小便自利者此為津液內竭雖鞕不可攻之當須自欲大便宜蜜煎導而通之若土瓜根及大猪膽汁皆可為導二十

蜜煎方

食蜜七合

右一味於銅器內微火煎當須凝如飴狀攪之勿令焦著欲可丸併手捻作挺令頭銳大如指長二寸許當熱時急作冷則鞕以內穀道中以手急抱欲大便時乃去之疑非仲景意已試甚

良。

又大猪膽一枚。瀉汁。和少許法醋。以灌穀道內。如一食頃當大便出宿食惡物甚效。

陽明病。脉遲。汗出多。微惡寒者。表未解也。可發汗。宜桂枝湯。二十一。

桂枝三兩去皮　芍藥三兩　生薑三兩

甘草二兩炙　大棗十二枚擘

右五味。以水七升。煑取三升。去滓。溫服一升。須臾啜熱稀粥一升。以助藥力。取汗。

陽明病。脉浮。無汗而喘者。發汗則愈。宜麻黃湯。二

十二。用前第十九方

陽明病發熱汗出者。此為熱越。不能發黃也。但頭汗出身無汗。劑頸而還。小便不利渴引水漿者。此為瘀熱在裏。身必發黃茵蔯蒿湯主之。方二十三。

茵蔯蒿六兩　梔子十四枚擘　大黃二兩去皮

右三味。以水一斗二升先煑茵蔯減六升內。二味煑取三升。去滓分三服小便當利尿如皂莢汁狀色正赤。一宿腹減黃從小便去也。

陽明證。其人喜忘者。必有畜血。所以然者。本有久瘀血。故令喜忘。屎雖鞕大便反易。其色必黑者。宜抵當湯下之方二十四。

水蛭熬　蝱蟲去翅足熬各三十箇　大黃三兩酒洗

桃仁二十箇去皮尖及兩人者

右四味。以水五升。煑取三升。去滓。温服一升。不下。更服。

陽明病。下之。心中懊憹而煩。胃中有燥屎者。可攻。腹微滿。初頭鞕。後必溏。不可攻之。若有燥屎者。宜大承氣湯。二十五。用前第二方

病人不大便五六日。繞臍痛。煩躁。發作有時者。此有燥屎。故使不大便也。

病人煩熱。汗出則解。又如瘧狀。日晡所發熱者。屬陽明也。脉實者。宜下之。脉浮虛者。宜發汗。下之與大承氣湯。發汗宜桂枝湯。二十六。大承氣湯用前第二方。桂枝湯用前第二十一方。

大下後。六七日不大便。煩不解。腹滿痛者。此有燥屎也。所以然者。本有宿食故也。宜大承氣湯。二十七。用前第二方

病人小便不利。大便乍難乍易。時有微熱。喘冒一作怫鬱不能臥者。有燥屎也。宜大承氣湯。二十八。用前第二方

食穀欲嘔。屬陽明也。吳茱萸湯主之。得湯反劇者。屬上焦也。吳茱萸湯方二十九。

吳茱萸一升洗 人參三兩 生薑六兩切

大棗十二枚擘

右四味。以水七升。煑取二升。去滓。溫服七合。日三服。

太陽病。寸緩關浮尺弱。其人發熱汗出。復惡寒。不嘔。但心下痞者。此以醫下之也。如其不下者。病人不惡寒而渴者。此轉屬陽明也。小便數者。大便必鞕。不更衣十日。無所苦也。渴欲飲水。少少與之。但以法救之。渴者，宜五苓散。方三十。

猪苓去皮　白术　茯苓各十八銖

澤瀉一兩六銖　桂枝半兩去皮

右五味，為散。白飲和服方寸匕，日三服。

脉陽微而汗出少者，為自和一作如也。汗出多者，為太過。陽脉實，因發其汗出多者，亦為太過。太過者，為陽絶於裏，亡津液，大便因鞕也。

脉浮而芤，浮為陽，芤為陰，浮芤相搏，胃氣生熱，其陽則絶。

趺陽脉浮而濇，浮則胃氣强，濇則小便數，浮濇相

搏大便則鞕其脾為約麻子仁丸主之方三十一

麻子仁二升　芍藥半斤　枳實半斤炙

大黃一斤去皮　厚朴一尺炙去皮　杏仁一升去皮尖熬別作脂

右六味蜜和丸如梧桐子大飲服十丸日三服

漸加以知為度

太陽病三日發汗不解蒸蒸發熱者屬胃也調胃

承氣湯主之三十二用前第一方

傷寒吐後腹脹滿者與調胃承氣湯三十三用前第一方

太陽病若吐若下若發汗後微煩小便數大便因

鞕者與小承氣湯和之愈。三十四。用前第二方

得病二三日，脉弱，無太陽柴胡證，煩躁，心下鞕，至四五日，雖能食，以小承氣湯少少與，微和之，令小安。至六日，與承氣湯一升。若不大便六七日，小便少者，雖不受食，一云不大便。但初頭鞕，後必溏，未定成鞕，攻之必溏；須小便利，屎定鞕，乃可攻之，宜大承氣湯。三十五。用前第二方

傷寒六七日，目中不了了，睛不和，無表裏證，大便難，身微熱者，此為實也。急下之，宜大承氣湯。三十六。用前第二方

陽明病。發熱。汗多者。急下之。宜大承氣湯。三十七。用前第二方。一云大柴胡湯。

發汗不解。腹滿痛者。急下之。宜大承氣湯。三十八。用前第二方

腹滿不減。減不足言。當下之。宜大承氣湯。三十九。用前第二方

陽明少陽合病。必下利。其脉不負者。為順也。負者。失也。互相剋賊。名為負也。脉滑而數者。有宿食也。當下之。宜大承氣湯。四十。用前第二方

病人無表裏證。發熱七八日。雖脉浮數者。可下之。

假令已下。脈數不解。合熱則消穀喜飢。至六七日不大便者。有瘀血。宜抵當湯。四十一。用前第三十四方

若脈數不解。而下不止。必協熱便膿血也。

傷寒發汗已。身目為黃。所以然者。以寒濕一作溫在裏。不解故也。以為不可下也。於寒濕中求之。

傷寒七八日。身黃如橘子色。小便不利。腹微滿者。茵蔯蒿湯主之。四十二。用前第二十三方

傷寒身黃發熱。梔子蘗皮湯主之方。四十三。

肥梔子十五箇擘　甘草一兩炙　黃蘗二兩

右三味。以水四升。煮取一升半。去滓。分溫再服。

傷寒瘀熱在裏。身必黃。麻黃連軺赤小豆湯主之。方四十四。

麻黃二兩去節 連軺二兩連翹根是 杏仁四十箇去皮尖

赤小豆一升 大棗十二枚擘 生梓白皮切一升

生薑二兩切 甘草二兩炙

右八味。以潦水一斗。先煑麻黃再沸。去上沫。內諸藥。煑取三升。去滓。分溫三服。半日服盡。

辨少陽病脉證并治第九 方一首并見三陽合病法

太陽病不解。轉入少陽。脅下鞕滿。乾嘔不能食。往来寒熱。尚未吐下。脉沉緊者。與小柴胡湯第

一。七味

少陽之為病。口苦咽乾目眩也。

少陽中風。兩耳無所聞。目赤。胷中滿而煩者。不可吐下。吐下則悸而驚。

傷寒脉弦細。頭痛發熱者。屬少陽。少陽不可發汗。發汗則讝語。此屬胃。胃和則愈。胃不和。煩而悸。一云
躁。

本太陽病。不解。轉入少陽者。脅下鞕滿。乾嘔不能食。往來寒熱。尚未吐下。脉沈緊者。與小柴胡湯。方一。

柴胡八兩　人參三兩　黄芩三兩

甘草三兩炙　半夏半升洗　生薑三兩切

大棗十二枚擘

右七味。以水一斗二升。煮取六升。去滓。再煎取三升。温服一升。日三服。

若已吐下。發汗。温針。譫語。柴胡湯證罷。此為壞病。知犯何逆。以法治之。

三陽合病。脉浮大上關上。但欲眠睡。目合則汗。

傷寒六七日。無大熱。其人躁煩者。此為陽去入陰故也。

傷寒三日。三陽為盡。三陰當受邪。其人反能食而不嘔。此為三陰不受邪也。

傷寒三日。少陽脉小者。欲已也。

少陽病欲解時。從寅至辰上。

傷寒論卷第五

世讓堂翻宋板

傷寒論卷第六　　仲景全書第六

漢　張仲景述　　晉　王叔和撰次

宋　林　億校正

明　趙開美校刻

沈　琳仝校

辨太陰病脉證并治第十合三法。方三首。

太陰病。脉浮可發汗。宜桂枝湯。第一。五味。前有太陰病三證。

自利不渴者。屬太陰。以其藏寒故也。宜服四逆輩。第二。下有利自止一證

本太陽病。反下之。因腹滿痛。屬太陰。桂枝加芍藥湯主之。大實痛者。桂枝加大黃湯主之。第三。桂枝加芍藥湯。五味。加大黃湯。六味。減大黃芍藥法附。

太陰之為病。腹滿而吐。食不下。自利益甚。時腹自痛。若下之。必胷下結鞕。

太陰中風。四肢煩疼。陽微陰濇而長者。為欲愈。

太陰病。欲解時。從亥至丑上。

太陰病。脉浮者。可發汗。宜桂枝湯。方一。

桂枝三兩去皮　芍藥三兩　甘草二兩炙

生薑三兩切　大棗十二枚擘

右五味。以水七升。煑取三升。去滓。温服一升。須臾啜熱稀粥一升。以助藥力。温覆取汗。

自利不渴者。屬太陰。以其藏有寒故也。當温之。宜服四逆輩。二。

傷寒脉浮而緩。手足自温者。繫在太陰。太陰當發身黃。若小便自利者。不能發黃。至七八日。雖暴煩下利日十餘行。必自止。以脾家實。腐穢當去故也。

本太陽病。醫反下之。因爾腹滿時痛者。屬太陰也。桂枝加芍藥湯主之。大實痛者。桂枝加大黃湯主之。三。

桂枝加芍藥湯方

桂枝三兩去皮　芍藥六兩　甘草二兩炙

大棗十二枚擘　生薑三兩切

右五味。以水七升。煮取三升。去滓。溫分三服。本云桂枝湯。今加芍藥。

桂枝加大黃湯方

桂枝三兩去皮　大黃二兩　芍藥六兩

生薑（三兩切）　甘草（二兩炙）　大棗（十二枚擘）

右六味。以水七升。煮取三升。去滓。溫服一升。日三服。

太陰為病。脉弱。其人續自便利。設當行大黃芍藥者。宜減之。以其人胃氣弱。易動故也。（下利者。先煎芍藥三沸。）

辨少陰病脉證并治第十一（合二十三法。方一十九首。）

少陰病。始得之。發熱。脉沈者。麻黃細辛附子湯主之。第一。（三味。前有少陰病二十證。）

少陰病。二三日。麻黃附子甘草湯。微發汗。第二。（三味）

少陰病。二三日以上。心煩不得臥。黃連阿膠湯主之。第三。五味

少陰病。一二日口中和。其背惡寒。附子湯主之。第四。五味

少陰病。身體痛。手足寒。骨節痛。脈沉者。附子湯主之。第五。用前第四方

少陰病。下利便膿血者。桃花湯主之。第六。三味

少陰病。二三日至四五日。腹痛。小便不利。便膿血者。桃花湯主之。第七。用前第六方。下有少陰病一證。

少陰病。吐利。手足逆冷。煩躁欲死者。吳茱萸湯

主之。第八。四味

少陰病。下利咽痛。胷滿心煩者。豬膚湯主之。第九。三味

少陰病。二三日。咽痛。與甘草湯。不差。與桔梗湯。第十。甘草湯。一味。桔梗湯。二味。

少陰病。咽中生瘡。不能語言。聲不出者。苦酒湯主之。第十一。三味

少陰病。咽痛。半夏散及湯主之。第十二。三味

少陰病。下利。白通湯主之。第十三。三味

少陰病。下利。脉微。與白通湯。利不止。厥逆無脉。

乾嘔者。白通加猪膽汁湯主之。第十四。白通湯用前第十三方。加猪膽汁湯。五味。

少陰病。至四五日。腹痛。小便不利。四肢沈重疼痛。自下利。眞武湯主之。第十五。五味加減法附。

少陰病。下利清穀。裏寒外熱。手足厥逆。脉微欲絶。惡寒。或利止。脉不出。通脉四逆湯主之。第十六。三味加減法附。

少陰病。四逆。或欬。或悸。四逆散主之。第十七。四味。加減法附。

少陰病。下利六七日。欬而嘔渴。煩不得眠。猪苓

湯主之。第十八。五味

少陰病，二三日，口燥咽乾者，宜大承氣湯。第十九。四味

少陰病，自利清水，心下痛，口乾者，宜大承氣湯。第二十。用前第十九方

少陰病，六七日，腹滿，不大便，宜大承氣湯。第二十一。用前第十九方

少陰病，脉沈者，急温之，宜四逆湯。第二十二。三味

少陰病，食入則吐，心中温温欲吐，手足寒，脉弦遲，當温之，宜四逆湯。第二十三。用前第二十二方。下有少陰病

一證。

少陰之為病。脉微細。但欲寐也。

少陰病。欲吐不吐。心煩。但欲寐。五六日自利而渴者。屬少陰也。虛故引水自救。若小便色白者。少陰病形悉具。小便白者。以下焦虛有寒。不能制水。故令色白也。

病人脉。陰陽俱緊。反汗出者。亡陽也。此屬少陰。法當咽痛。而復吐利。

少陰病。欬而下利。讝語者。被火氣劫故也。小便必難。以強責少陰汗也。

少陰病脉細沈數病為在裏不可發汗。

少陰病脉微不可發汗亡陽故也陽已虚尺脉弱濇者復不可下之。

少陰病脉緊至七八日自下利脉暴微手足反溫脉緊反去者為欲解也雖煩下利必自愈。

少陰病下利若利自止惡寒而踡卧手足溫者可治。

少陰病惡寒而踡時自煩欲去衣被者可治。

少陰中風脉陽微陰浮者為欲愈。

少陰病欲解時從子至寅上。

少陰病。吐利。手足不逆冷。反發熱者。不死。脉不至者。至一作足。灸少陰七壯。

少陰病。八九日。一身手足盡熱者。以熱在膀胱。必便血也。

少陰病。但厥無汗。而強發之。必動其血。未知從何道出。或從口鼻。或從目出者。是名下厥上竭。為難治。

少陰病。惡寒。身踡而利。手足逆冷者。不治。

少陰病。吐利。躁煩。四逆者。死。

少陰病。下利止而頭眩。時時自冒者。死。

少陰病。四逆惡寒而身踡。脉不至。不煩而躁者。死。一作吐利而躁逆者死。

少陰病。六七日息高者。死。

少陰病脉微細沈。但欲臥。汗出不煩。自欲吐。至五六日自利。復煩躁。不得臥寐者。死。

少陰病。始得之。反發熱。脉沈者。麻黄細辛附子湯主之。方一。

麻黄二兩去節　細辛二兩　附子一枚炮去皮破八片

右三味。以水一斗。先煑麻黄。減二升。去上沫。内諸藥。煑取三升。去滓。温服一升。日三服。

少陰病。得之二三日。麻黃附子甘草湯。微發汗。以二三日無證。故微發汗也。方二。

麻黃二兩去節　甘草二兩炙　附子一枚炮去皮破八片

右三味。以水七升。先煮麻黃一兩沸。去上沫。內諸藥。煮取三升。去滓。溫服一升。日三服。

少陰病。得之二三日以上。心中煩。不得臥。黃連阿膠湯主之。方三。

黃連四兩　黃芩二兩　芍藥二兩

雞子黃二枚　阿膠三兩一云三挺

右五味。以水六升。先煮三物。取二升。去滓。內膠

烊盡小冷內雞子黃攪令相得溫服七合日三
服。
少陰病得之一二日口中和其背惡寒者當灸之
附子湯主之方四。
附子二枚炮去皮破八片 茯苓三兩 人參二兩
白朮四兩 芍藥三兩
右五味以水八升煮取三升去滓溫服一升日
三服。
少陰病身體痛手足寒骨節痛脉沈者附子湯主
之五。用前第四方

少陰病。下利便膿血者。桃花湯主之。方六。

赤石脂一斤一半全用一半篩末 乾薑一兩 粳米一升

右三味。以水七升。煮米令熟。去滓。溫服七合。內赤石脂末方寸匕。日三服。若一服愈。餘勿服。

少陰病。二三日至四五日。腹痛。小便不利。下利不止。便膿血者。桃花湯主之。七。用前第六方

少陰病。下利便膿血者。可刺。

少陰病。吐利。手足逆冷。煩躁欲死者。吳茱萸湯主之。方八。

吳茱萸一升 人參二兩 生薑六兩切

大棗十二枚擘

右四味。以水七升。煑取二升。去滓。溫服七合。日三服。

少陰病。下利。咽痛。胷滿。心煩。猪膚湯主之。方九。

猪膚一斤

右一味。以水一斗。煑取五升。去滓。加白蜜一升。白粉五合。熬香。和令相得。溫分六服。

少陰病。二三日。咽痛者。可與甘草湯。不差。與桔梗湯。十。

甘草湯方

甘草二兩

右一味。以水三升。煑取一升半。去滓。温服七合。日二服。

桔梗湯方

桔梗一兩　甘草二兩

右二味。以水三升。煑取一升。去滓。温分再服。

少陰病。咽中傷生瘡。不能語言。聲不出者。苦酒湯主之。方十一。

半夏洗破如棗核十四枚　雞子一枚去黃內上苦酒着雞子殼中

右二味。內半夏著苦酒中。以雞子殼置刀環中。

安火上令三沸去滓少少含嚥之不差更作三劑

少陰病咽中痛半夏散及湯主之方十二

半夏洗　桂枝去皮　甘草炙

右三味等分各別擣篩已合治之白飲和服方寸匕日三服若不能散服者以水一升煎七沸內散兩方寸匕更煮三沸下火令小冷少少嚥之半夏有毒不當散服

少陰病下利白通湯主之方十三

葱白四莖　乾薑一兩　附子一枚生去皮破八片

右三味。以水三升。煑取一升。去滓。分溫再服。

少陰病。下利脉微者。與白通湯。利不止。厥逆無脉。乾嘔煩者。白通加猪膽汁湯主之。服湯脉暴出者。死。微續者生。白通加猪膽湯方十四。白通湯用上方。

葱白四莖　乾薑一兩　附子一枚生去皮破八片

人尿五合　猪膽汁一合

右五味。以水三升。煑取一升。去滓。內膽汁人尿。和令相得。分溫再服。若無膽。亦可用。

少陰病。二三日不已。至四五日。腹痛。小便不利。四肢沈重疼痛。自下利者。此為有水氣。其人或欬。或小便利。或下利。或嘔者。真武湯主之。方十五。

茯苓三兩　芍藥三兩　白朮二兩

生薑三兩切　附子一枚炮去皮破八片

右五味。以水八升。煮取三升。去滓。溫服七合。日三服。若欬者。加五味子半升。細辛一兩。乾薑一兩。若小便利者。去茯苓。若下利者。去芍藥。加乾薑二兩。若嘔者。去附子。加生薑。足前為半斤。

少陰病。下利清穀。裏寒外熱。手足厥逆。脈微欲絕。身反不惡寒。其人面色赤。或腹痛。或乾嘔。或咽痛。或利止。脈不出者。通脈四逆湯主之。方十六。

甘草炙二兩　附子大者一枚生用去皮破八片

乾薑三兩強人可四兩

右三味，以水三升，煑取一升二合，去滓，分溫再服。其脉即出者愈。面色赤者，加葱九莖。腹中痛者，去葱，加芍藥二兩。嘔者，加生薑二兩。咽痛者，去芍藥，加桔梗一兩。利止脉不出者，去桔梗，加人參二兩。病皆與方相應者，乃服之。

少陰病，四逆，其人或欬，或悸，或小便不利，或腹中痛，或泄利下重者，四逆散主之。方十七。

甘草炙　枳實破水漬炙乾　柴胡　芍藥

右四味。各十分擣篩。白飲和服方寸匕。日三服。欬者加五味子乾薑各五分。并主下利。悸者加桂枝五分。小便不利者。加茯苓五分。腹中痛者加附子一枚。炮令坼。泄利下重者。先以水五升。煑薤白三升。煑取三升。去滓。以散三方寸匕。內湯中。煑取一升半。分溫再服。

少陰病。下利六七日。欬而嘔渴。心煩不得眠者。猪苓湯主之。方十八。

猪苓去皮　茯苓　阿膠　澤瀉

滑石各一兩

右五味。以水四升。先煮四物。取二升。去滓。內阿膠烊盡。溫服七合。日三服。

少陰病。得之二三日。口燥咽乾者。急下之。宜大承氣湯。方十九。

枳實五枚炙　厚朴半斤去皮炙　大黃四兩酒洗

芒消三合

右四味。以水一斗。先煮二味。取五升。去滓。內大黃。更煮取二升。去滓。內芒消。更上火。令一兩沸。分溫再服。一服得利。止後服。

少陰病。自利清水。色純青。心下必痛。口乾燥者。可下之宜大承氣湯。二十。用前第十九方。一法用大柴胡。

少陰病六七日腹脹不大便者急下之宜大承氣湯。二十一。用前第十九方

少陰病脉沈者急溫之宜四逆湯方。二十二。

甘草二兩炙　乾薑一兩半　附子一枚生用去皮破八片

右三味以水三升煑取一升二合去滓分溫再服強人可大附子一枚乾薑三兩。

少陰病飲食入口則吐心中溫溫欲吐復不能吐始得之手足寒脉弦遲者此胸中實不可下也當吐之若膈上有寒飲乾嘔者不可吐也當溫之宜

四逆湯。二十三。方依上法

少陰病。下利。脉微濇。嘔而汗出。必數更衣。反少者。當溫其上。灸之。脉經云。灸厥陰。可五十壯。

辨厥陰病脉證并治第十二 厥利嘔噦附。合一十九法。方一十六首。

傷寒病。蚘厥。靜而時煩。爲藏寒。蚘上入膈。故煩。得食而嘔吐。蚘者。烏梅丸主之。第一。十味。前後有厥陰病四證。厥逆一十九證。

傷寒脉滑而厥。裏有熱。白虎湯主之。第二。四味

手足厥寒。脉細欲絶者。當歸四逆湯主之。第三。

七味

若内有寒者。宜當歸四逆加吳茱萸生薑湯第四。九味

大汗出。熱不去。内拘急。四肢疼。下利厥逆。惡寒者。四逆湯主之。第五。三味

大汗。若大下利而厥冷者。四逆湯主之。第六。用前第五方

病人手足厥冷。脉乍緊。心下滿而煩。宜瓜蔕散。第七。三味

傷寒厥而心下悸。宜先治水。當服茯苓甘草湯。

第八。四味一

傷寒六七日。大下後。寸脉沉遲。手足厥逆。麻黃升麻湯主之。第九。十四味。下有欲自利一證。

傷寒本自寒下。醫復吐下之。若食入口即吐。乾薑黃芩黃連人參湯主之。第十。四味。下有下利一十病證。

下利清穀。裏寒外熱。汗出而厥者。通脉四逆湯主之。第十一。三味

熱利下重者。白頭翁湯主之。第十二。四味

下利腹脹滿。身疼痛者。先溫裏。乃攻表。溫裏宜四逆湯。攻表宜桂枝湯。第十三。四逆湯。用前第五方。桂枝湯。五

味

下利欲飲水者。以有熱也。白頭翁湯主之。第十四。用前第十二方

下利讝語者。有燥屎也。宜小承氣湯。第十五。三味

下利後更煩。按之心下濡者。虚煩也。宜梔子豉湯。第十六。二味

嘔而脉弱。小便利。身有微熱。見厥者難治。四逆湯主之。第十七。用前第五方。前有嘔膿一證。

乾嘔吐涎沫。頭痛者。吴茱萸湯主之。第十八。四味

嘔而發熱者。小柴胡湯主之。第十九。七味。下有噦二證。

厥陰之為病消渴氣上撞心心中疼熱飢而不欲食食則吐蚘下之利不止

厥陰中風脉微浮為欲愈不浮為未愈

厥陰病欲解時從丑至夘上

厥陰病渴欲飲水者少少與之愈

諸四逆厥者不可下之虗家亦然

傷寒先厥後發熱而利者必自止見厥復利

傷寒始發熱六日厥反九日而利凡厥利者當不能食今反能食者恐為除中（一云消中）食以索餅不發熱者知胃氣尚在必愈恐暴熱來出而復去也後

日脉之。其熱續在者。期之旦日夜半愈。所以然者。本發熱六日。厥反九日。復發熱三日。并前六日。亦為九日。與厥相應。故期之旦日夜半愈。後三日脉之。而脉數。其熱不罷者。此為熱氣有餘。必發癰膿也。

傷寒脉遲。六七日而反與黄芩湯。徹其熱。脉遲為寒。今與黄芩湯。復除其熱。腹中應冷。當不能食。今反能食。此名除中。必死。

傷寒先厥後發熱。下利必自止。而反汗出。咽中痛者。其喉為痺。發熱無汗。而利必自止。若不止。必便膿血。便膿血者。其喉不痺。

傷寒一二日至四五日厥者。必發熱。前熱者。後必厥。厥深者。熱亦深。厥微者。熱亦微。厥應下之。而反發汗者。必口傷爛赤。

傷寒病厥五日。熱亦五日。設六日當復厥。不厥者。自愈。厥終不過五日。以熱五日。故知自愈。

凡厥者。陰陽氣不相順接。便為厥。厥者。手足逆冷者是也。

傷寒脉微而厥。至七八日膚冷。其人躁。無暫安時者。此為藏厥。非蚘厥也。蚘厥者。其人當吐蚘。令病者靜而復時煩者。此為藏寒。蚘上入其膈。故煩須臾復止。得食而嘔。又煩者。蚘聞食臭出。其人常自吐蚘。蚘厥者。烏梅丸主之。又主久利方。

烏梅三百枚　細辛六兩　乾薑十兩

黃連十六兩　當歸四兩　附子六兩炮去皮

蜀椒四兩出汗　桂枝六兩去皮　人參六兩

黃蘗六兩

右十味。異擣篩。合治之。以苦酒漬烏梅一宿。去核。蒸之五斗米下。飯熟。擣成泥。和藥。令相得。內臼中。與蜜杵二千下。丸如梧桐子大。先食飲服十九。日三服。稍加至二十九。禁生冷滑物臭食等。

傷寒熱少微厥。指（一作稍）頭寒。嘿嘿不欲食。煩躁數日。小便利。色白者。此熱除也。欲得食。其病為愈。若厥而嘔。胷脅煩滿者。其後必便血。

病者手足厥冷。言我不結胷。小腹滿。按之痛者。此冷結在膀胱關元也。

傷寒發熱四日。厥反三日。復熱四日。厥少熱多者。其病當愈。四日至七日。熱不除者。必便膿血。

傷寒厥四日。熱反三日。復厥五日。其病為進。寒多熱少陽氣退故為進也。
傷寒六七日脉微手足厥冷煩躁灸厥陰厥不還者死。
傷寒發熱下利厥逆躁不得臥者死。
傷寒發熱下利至甚厥不止者死。
傷寒六七日不利便發熱而利其人汗出不止者死有陰無陽故也。
傷寒五六日不結胷腹濡脉虚復厥者不可下此亡血下之死。
發熱而厥七日下利者為難治。

傷寒脉促。手足厥逆。可灸之。促。一作縱。

傷寒脉滑而厥者。裏有熱。白虎湯主之。方二。

知母六兩　石膏一斤碎綿裹　甘草二兩炙

粳米六合

右四味。以水一斗。煮米熟湯成。去滓。溫服一升。日三服。

手足厥寒。脉細欲絕者。當歸四逆湯主之。方三。

當歸三兩　桂枝三兩去皮　芍藥三兩

細辛三兩　甘草二兩炙　通草二兩

大棗二十五枚擘一法十二枚

右七味。以水八升。煮取三升。去滓。溫服一升。日三服。

若其人內有久寒者。宜當歸四逆加吳茱萸生薑湯。方四。

當歸三兩 芍藥三兩 甘草二兩炙

通草二兩 桂枝三兩去皮 細辛三兩

生薑半斤切 吳茱萸二升 大棗二十五枚擘

右九味。以水六升。清酒六升。和煮取五升。去滓。溫分五服。一方水酒各四升

大汗出。熱不去。內拘急。四肢疼。又下利厥逆而惡

寒者。四逆湯主之。方五。

甘草二兩炙　乾薑一兩半　附子一枚生用去皮破八片

右三味。以水三升。煮取一升二合。去滓。分溫再服。若強人可用大附子一枚。乾薑三兩。

大汗。若大下利而厥冷者。四逆湯主之。六。用前第五方

病人手足厥冷。脉乍緊者。邪結在胸中。心下滿而煩飢不能食者。病在胸中。當須吐之。宜瓜蔕散。方七。

瓜蔕　赤小豆

右二味。各等分。異擣篩。合內臼中。更治之。別以

香豉一合。用熱湯七合。煑作稀糜。去滓。取汁。和散一錢匕。温。頓服之。不吐者。少少加。得快吐。乃止。諸亡血虚家。不可與瓜蔕散。

傷寒厥而心下悸。宜先治水。當服茯苓甘草湯。却治其厥。不爾。水漬入胃。必作利也。茯苓甘草湯方。八。

茯苓二兩　甘草一兩炙　生薑三兩切

桂枝二兩去皮

右四味。以水四升。煑取二升。去滓。分温三服。

傷寒六七日。大下後。寸脉沈而遲。手足厥逆。下部脉不至。喉咽不利。唾膿血。泄利不止者。為難治。麻黄升麻湯主之。方九。

麻黄二兩半去節　升麻一兩一分　當歸一兩一分

知母十八銖　黄芩十八銖　萎蕤十八銖一作菖蒲

芍藥六銖　天門冬六銖去心　桂枝六銖去皮

茯苓六銖　甘草六銖炙　石膏六銖碎綿裹

白术六銖　乾薑六銖

右十四味。以水一斗。先煑麻黄一兩沸。去上沫。內諸藥。煑取三升。去滓。分溫三服。相去如炊三斗米頃。令盡。汗出。愈。

傷寒四五日。腹中痛。若轉氣下趣少腹者。此欲自利也。

傷寒本自寒下。醫復吐下之。寒格。更逆吐下。若食入口即吐。乾薑黃芩黃連人參湯主之。方十。

乾薑　黃芩　黃連　人參各三兩

右四味。以水六升。煑取二升。去滓。分溫再服。

下利。有微熱而渴。脉弱者。今自愈。

下利。脉數。有微熱汗出。今自愈。設復緊。為未解。一云。設脉浮。復緊。

下利。手足厥冷。無脉者。灸之不溫。若脉不還。反微喘者。死。少陰負趺陽者。為順也。

下利寸脉反浮數。尺中自濇者。必清膿血。

下利清穀。不可攻表。汗出必脹滿。

下利脉沉弦者。下重也。脉大者為未止。脉微弱數者。為欲自止。雖發熱。不死。

下利脉沉而遲。其人面少赤。身有微熱。下利清穀者。必鬱冒汗出而解。病人必微厥。所以然者。其面戴陽。下虛故也。

下利脉數而渴者。今自愈。設不差。必清膿血。以有熱故也。

下利後。脉絶。手足厥冷。晬時脉還。手足温者。生。脉不還者。死。

傷寒下利。日十餘行。脉反實者。死。

下利清穀。裏寒外熱。汗出而厥者。通脉四逆湯主之。方十一。

甘草二兩炙　附子大者一枚生去皮破八片　乾薑三兩強人可四兩

右三味。以水三升。煑取一升二合。去滓。分温再服。其脉即出者。愈。

熱利下重者。白頭翁湯主之。方十二。

白頭翁二兩　黄蘗三兩　黄連三兩

秦皮三兩

右四味。以水七升。煑取二升。去滓。溫服一升。不愈。更服一升。

下利腹脹滿。身體疼痛者。先溫其裏。乃攻其表。溫裏。宜四逆湯。攻表。宜桂枝湯。十三。四逆湯用前第五方。

桂枝湯方

桂枝三兩去皮 芍藥三兩 甘草二兩炙

生薑三兩切 大棗十二枚擘

右五味。以水七升。煑取三升。去滓。溫服一升。須臾。啜熱稀粥一升。以助藥力。

下利欲飲水者。以有熱故也。白頭翁湯主之。十四

用前第十二方

下利讝語者。有燥屎也。宜小承氣湯。方十五。

大黃四兩酒洗　枳實三枚炙　厚朴二兩去皮炙

右三味。以水四升。煑取一升二合。去滓。分二服。初一服讝語止。若更衣者。停後服。不爾盡服之。

下利後更煩。按之心下濡者。為虛煩也。宜梔子豉湯。方十六。

肥梔子十四箇擘　香豉四合綿裹

右二味。以水四升。先煑梔子。取二升半。內豉。更

煑取一升半。去滓。分再服。一服得吐。止後服。

嘔家有癰膿者。不可治。嘔膿盡自愈。

嘔而脉弱。小便復利。身有微熱。見厥者難治。四逆湯主之。十七。用前第五方

乾嘔。吐涎沫。頭痛者。吳茱萸湯主之。方十八。

吳茱萸一升湯洗七遍　人參三兩　大棗十二枚擘

生薑六兩切

右四味。以水七升。煑取二升。去滓。溫服七合。日三服。

嘔而發熱者。小柴胡湯主之。方十九。

柴胡八兩　黄芩三兩　人參三兩

甘草三兩炙　生薑三兩切　半夏半升洗

大棗十二枚擘

右七味。以水一斗二升。煑取六升。去滓。更煎取三升。溫服一升。日三服。

傷寒大吐大下之。極虚。復極汗者。其人外氣怫鬱。復與之水。以發其汗。因得噦。所以然者。胃中寒冷故也。

傷寒噦而腹滿。視其前後。知何部不利。利之即愈。

世讓堂翻宋板

傷寒論卷第七　　仲景全書第七

漢　張仲景述　　晉　王叔和撰次

宋　林　億校正

明　趙開美校刻

沈　琳仝校

辨霍亂病脉證并治第十三

辨陰陽易差後勞復病脉證并治第十四

辨不可發汗病脉證并治第十五

辨可發汗病脉證并治第十六

辨霍亂病脉證并治第十三合六法方六首

惡寒。脉微而利。利止者。亡血也。四逆加人參湯主之第一。四味。前有吐利三證。

霍亂頭痛。發熱身疼。熱多飲水者。五苓散主之。寒多不用水者。理中丸主之第二。五苓散。五味。理中丸。四味。作加減法附

吐利止。身痛不休。宜桂枝湯。小和之第三。五味

吐利汗出。發熱惡寒。四肢拘急手足厥冷者。四逆湯主之第四。三味

吐利。小便利。大汗出。下利清穀。內寒外熱。脉微欲絶。四逆湯主之第五。用前第四方

吐已下斷汗出而厥四肢不解脉微絶通脉四逆加豬膽湯主之第六四味。下有不勝穀氣一證。

問曰病有霍亂者何答曰嘔吐而利此名霍亂

問曰病發熱頭痛身疼惡寒吐利者此屬何病答曰此名霍亂霍亂自吐下又利止復更發熱也

傷寒其脉微濇者本是霍亂今是傷寒却四五日至陰經上轉入陰必利本嘔下利者不可治也欲似大便而反失氣仍不利者此屬陽明也便必鞕十三日愈所以然者經盡故也下利後當便鞕鞕則能食者愈今反不能食到後經中頗能食復過

一經能食。過之一日當愈。不愈者。不屬陽明也。惡寒。脉微（一作緩）而復利。利止亡血也。四逆加人參湯主之。方一。

甘草（二兩炙）　附子（一枚生去皮破八片）　乾薑（一兩半）

人參（一兩）

右四味。以水三升。煮取一升二合。去滓。分溫再服。

霍亂頭痛。發熱。身疼痛。熱多欲飲水者。五苓散主之。寒多不用水者。理中丸主之。二。

五苓散方

豬苓去皮　白朮　茯苓各十八銖

桂枝半兩去皮　澤瀉一兩六銖

右五味。為散。更治之。白飲和服。方寸匕。日三服。多飲煖水。汗出愈。

理中丸方下有作湯加減法。

人參　乾薑　甘草炙　白朮各三兩

右四味。擣篩。蜜和為丸。如雞子黃許大。以沸湯數合和一丸。研碎溫服之。日三四。夜二服。腹中未熱。益至三四丸。然不及湯。湯法以四物。依兩數切。用水八升。煑取三升。去滓。溫服一升。日三服。若臍上築者。腎氣動也。去朮加桂四兩。吐多者去朮。加生薑三兩。下多者還用朮。悸者加茯苓二兩。渴欲得水者。加朮足前成四兩半。腹中痛者。加人參。足前成四兩半。寒者加乾薑。足前成四兩半。腹滿者去朮。加附子一枚。服湯後如食頃。飲熱粥一升許。微自溫。勿發揭衣被。

吐利止而身痛不休者。當消息和解其外。宜桂枝湯小和之。方三。

桂枝三兩去皮　芍藥三兩　生薑三兩

甘草二兩炙　大棗十二枚擘

右五味。以水七升。煮取三升。去滓。溫服一升。

吐利汗出。發熱惡寒。四肢拘急。手足厥冷者。四逆湯主之。方四。

甘草二兩炙　乾薑一兩半　附子一枚生去皮破八片

右三味。以水三升。煮取一升二合。去滓。分溫再服。強人可大附子一枚。乾薑三兩。

既吐且利。小便復利。而大汗出。下利清穀。內寒外熱。脉微欲絕者。四逆湯主之。五。用前第四方

吐已下斷。汗出而厥。四肢拘急不解。脉微欲絕者。通脉四逆加豬膽湯主之。方六。

甘草二兩炙　乾薑三兩強人可四兩　附子大者一枚生去皮破八片

豬膽汁半合

右四味，以水三升，煑取一升二合，去滓，內豬膽汁，分溫再服。其脉即来。無豬膽，以羊膽代之。

吐利發汗，脉平小煩者，以新虛不勝穀氣故也。

辨陰陽易差後勞復病脉證并治第十四合六法，方六首。

傷寒陰陽易病，身重，少腹裏急，熱上衝胷，頭重不欲舉，眼中生花，燒褌散主之。第一。一味。

大病差後勞復者，枳實梔子湯主之。第二。三味。下有宿食加大黃法附。

傷寒差以後更發熱小柴胡湯主之第三七味

大病差後從腰以下有水氣者牡蠣澤瀉散主之第四七味

大病差後喜唾久不了了胷上有寒當以丸藥溫之宜理中丸第五四味

傷寒解後虛羸少氣氣逆欲吐竹葉石膏湯主之第六七味下有病新差一證。

傷寒陰易之為病其人身體重少氣少腹裏急或引陰中拘攣熱上衝胷頭重不欲舉眼中生花花一

作眵膝脛拘急者燒褌散主之方一。

婦人中褌近隱處取燒作灰。

右一味。水服方寸匕。日三服。小便即利。陰頭微腫。此為愈矣。婦人病取男子褌燒服。

大病差後勞復者枳實梔子湯主之方二。

枳實三枚炙　梔子十四箇擘　豉一升綿裹

右三味。以清漿水七升。空煑取四升。內枳實梔子。煑取二升。下豉。更煑五六沸。去滓。溫分再服。覆令微似汗。若有宿食者。內大黃。如博碁子五六枚。服之愈。

傷寒差以後。更發熱。小柴胡湯主之。脉浮者。以汗解之。脉沈實一作緊者。以下解之。方三。

柴胡八兩　人參二兩　黄芩二兩

甘草二兩炙　生薑二兩　半夏半升洗

大棗十二枚擘

右七味。以水一斗二升。煑取六升。去滓。再煎取三升。溫服一升。日三服。

大病差後。從腰以下有水氣者。牡蠣澤瀉散主之。方四。

牡蠣熬　澤瀉　蜀漆煖水洗去腥

葶藶子熬　商陸根熬　海藻洗去鹹

栝樓根各等分

右七味異擣下篩為散更於臼中治之白飲和服方寸匕日三服小便利止後服

大病差後喜唾久不了了胷上有寒當以丸藥溫之宜理中丸方五

人參　白术　甘草炙　乾薑各三兩

右四味擣篩蜜和為丸如雞子黃許大以沸湯數合和一丸研碎溫服之日三服

傷寒解後虛羸少氣氣逆欲吐竹葉石膏湯主之

方六。

竹葉二把 石膏一斤 半夏半升洗

麥門冬一升去心 人參二兩 甘草二兩炙

粳米半升

右七味。以水一斗。煑取六升。去滓。內粳米。煑米熟湯成。去米。溫服一升。日三服。

病人脉已解。而日暮微煩。以病新差。人強與穀。脾胃氣尚弱。不能消穀。故令微煩。損穀則愈。

辨不可發汗病脉證并治第十五 一法方本闕

汗家不可發汗。發汗必恍惚心亂。小便已陰疼。

宜禹餘粮丸第一。方本闕。前後有二十九病證。

夫以為疾病至急。倉卒尋按。要者難得。故重集諸可與不可方治。比之三陰三陽篇中。此易見也。又時有不止是三陽三陰。出在諸可與不可中也。

少陰病。脉細沉數。病為在裏。不可發汗。

脉浮緊者。法當身疼痛。宜以汗解之。假令尺中遲者。不可發汗。何以知然。以榮氣不足。血少故也。

少陰病。脉微。不可發汗。亡陽故也。

脉濡而弱。弱反在關。濡反在巔。微反在上。濇反在下。微則陽氣不足。濇則無血。陽氣反微。中風汗出而反躁煩。濇則無血厥。而且寒。陽微發汗。躁不得眠。

動氣在右。不可發汗。發汗則衄而渴。心苦煩。飲即吐水。

動氣在左。不可發汗。發汗則頭眩。汗不止。筋惕肉瞤。

動氣在上。不可發汗。發汗則氣上衝。正在心端。

動氣在下。不可發汗。發汗則無汗。心中大煩。骨節苦疼。目運惡寒。食則反吐。穀不得前。

咽中閉塞。不可發汗。發汗則吐血。氣微絕。手足厥冷。欲得踡臥。不能自溫。

諸脉得數動微弱者。不可發汗。發汗則大便難。腹中乾。一云小便難。胞中乾。胃躁而煩。其形相象。根本異源。

脉濡而弱。弱反在關。濡反在巔。弦反在上。微反在下。弦為陽運。微為陰寒。上實下虛。意欲得溫。微弦為虛。不可發汗。發汗則寒慄。不能自還。

欬者則劇。數吐涎沫。咽中必乾。小便不利。心中飢煩。晬時而發。其形似瘧。有寒無熱。虛而寒慄。欬而發汗。踡而苦滿。腹中復堅。

厥。脉緊。不可發汗。發汗則聲亂。咽嘶舌萎。聲不得前。

諸逆發汗。病微者難差。劇者言亂。目眩者死。一云讝言目眩睛亂者死。命將難全。

太陽病得之八九日。如瘧狀。發熱惡寒。熱多寒少。其人不嘔。清便續自可。一日二三度發。脈微而惡寒者。此陰陽俱虛。不可更發汗也。

太陽病。發熱惡寒。熱多寒少。脈微弱者。無陽也。不可發汗。

咽喉乾燥者。不可發汗。

亡血不可發汗。發汗則寒慄而振。

衄家不可發汗。汗出必額上陷。脉急緊。直視不能眴。不得眠。音見上

汗家不可發汗。發汗必恍惚心亂。小便已。陰疼。宜禹餘粮丸。一。方本闕

淋家不可發汗。發汗必便血。

瘡家雖身疼痛。不可發汗。汗出則痓。

下利不可發汗。汗出必脹滿。

欬而小便利。若失小便者。不可發汗。汗出則四肢厥逆冷。

傷寒一二日至四五日厥者。必發熱。前厥者。後必

熱厥深者熱亦深厥微者熱亦微厥應下之而反
發汗者必口傷爛赤
傷寒脉弦細頭痛發熱者屬少陽少陽不可發汗
傷寒頭痛翕翕發熱形象中風常微汗出自嘔者
下之益煩心懊憹如飢發汗則致痓身強難以伸
屈熏之則發黄不得小便久則發欬唾
太陽與少陽併病頭項強痛或眩冒時如結胷心
下痞鞕者不可發汗
太陽病發汗因致痓
少陰病欬而下利譫語者此被火氣刧故也小便

必難。以強責少陰汗也。

少陰病。但厥無汗。而強發之。必動其血。未知從何道出。或從口鼻。或從目出者。是名下厥上竭。為難治。

辨可發汗病脈證并治第十六 合四十一法 方一十四首

太陽病。外證未解。脈浮弱。當以汗解。宜桂枝湯。第一。五味。前有四法。

脈浮而數者。可發汗。屬桂枝湯證。第二。用前第一方。一法用麻黃湯。

陽明病。脈遲。汗出多。微惡寒。表未解也。屬桂枝湯證第三。用前第一方。下有可汗二證。

病人煩熱汗出解又如瘧狀脉浮虚者當發汗。屬桂枝湯證第四。用前第一方

病常自汗出此榮衛不和也發汗則愈屬桂枝湯證第五。用前第一方

病人藏無他病時發熱汗出此衛氣不和也先其時發汗則愈屬桂枝湯證第六。用前第一方

脉浮緊浮為風緊為寒風傷衛寒傷榮榮衛俱病骨節煩疼可發汗宜麻黄湯第七。四味

太陽病不解熱結膀胱其人如狂血自下愈外

未觧者。屬桂枝湯證第八。用前第一方

太陽病。下之微喘者。表未觧。宜桂枝加厚朴杏子湯。第九。七味

傷寒脉浮緊。不發汗。因衄者。屬麻黃湯證第十。用前第七方

陽明病。脉浮無汗而喘者。發汗愈。屬麻黃湯證。第十一。用前第七方

太陰病。脉浮者。可發汗。屬桂枝湯證第十二。用前第一方

太陽病。脉浮緊。無汗。發熱身疼痛。八九日表證

在當發汗屬麻黃湯證第十三用前第七方

脉浮者病在表可發汗屬麻黃湯證第十四用前第七方一法用桂枝湯

傷寒不大便六七日頭痛有熱者與承氣湯其小便清者知不在裏續在表屬桂枝湯證第十五用前第一方

下利腹脹滿身疼痛者先溫裏乃攻表溫裏宜四逆湯攻表宜桂枝湯第十六四逆湯二味桂枝湯用前第一方

下利後身疼痛清便自調者急當救表宜桂枝

湯第十七。用前第一方

太陽病。頭痛發熱。汗出惡風寒者。屬桂枝湯證。第十八。用前第一方

太陽中風。陽浮陰弱。熱發汗出。惡寒惡風。鼻鳴乾嘔者。屬桂枝湯證。第十九。用前第一方

太陽病。發熱汗出。此為榮弱衛強。屬桂枝湯證。第二十。用前第一方

太陽病。下之氣上衝者。屬桂枝湯證。第二十一。用前第一方

太陽病。服桂枝湯反煩者。先刺風池風府。卻與

桂枝湯愈第二十二。用前第一方

燒針被寒針處核起者必發奔豚氣與桂枝加桂湯第二十三。五味

太陽病項背強几几汗出惡風者宜桂枝加葛根湯第二十四。七味。注見第二卷中。

太陽病項背強几几無汗惡風者屬葛根湯證。第二十五。用前方

太陽陽明合病自利屬葛根湯證第二十六。用前方。一云用後第二十八方。

太陽陽明合病不利但嘔者屬葛根加半夏湯。

第二十七。八味

太陽病桂枝證。反下之。利遂不止。脉促者。表未解也。喘而汗出。屬葛根黄芩黄連湯第二十八。四味

太陽病。頭痛發熱。身疼。惡風無汗。屬麻黄湯證。第二十九。用前第七方

太陽陽明合病。喘而胷滿者。不可下。屬麻黄湯證第三十。用前第七方

太陽中風。脉浮緊。發熱惡寒。身疼。不汗而煩躁者。大青龍湯主之。第三十一。七味。下有一病證。

陽明中風。脉弦浮。大短氣。腹滿。脅下及心痛。鼻乾。不得汗。嗜臥。身黃。小便難。潮熱。外不解。過十日。脉浮者。與小柴胡湯。脉但浮。無餘證者。與麻黃湯。第三十二。小柴胡湯七味。麻黃湯用前第七方。

太陽病。十日以去。脉浮細。嗜臥者。外解也。設胸滿脅痛者。與小柴胡湯。脉但浮。與麻黃湯。第三十三。並用前方

傷寒。脉浮緩。身不疼。但重。乍有輕時。無少陰證。可與大青龍湯發之。第三十四。用前第三十一方

傷寒。表不解。心下有水氣。乾嘔。發熱而欬。或渴。

或利或噎或小便不利或喘小青龍湯主之第三十五。八味加減法附。

傷寒心下有水氣欬而微喘發熱不渴屬小青龍湯證第三十六。用前方

傷寒五六日中風往来寒熱胷脅苦滿不欲飲食心煩喜嘔者屬小柴胡湯證第三十七。用前第三十二方

傷寒四五日身熱惡風頸項強脅下滿手足溫而渴屬小柴胡湯證第三十八。用前第三十二方

傷寒六七日發熱微惡寒支節煩疼微嘔心下

支結。外證未去者。柴胡桂枝湯主之。第三十九九味

少陰病。得之二三日。麻黄附子甘草湯。微發汗。第四十。三味

脉浮。小便不利。微熱。消渴者。與五苓散。第四十一。五味

大法。春夏宜發汗。

凡發汗。欲令手足俱周。時出似漐漐然。一時間許。益佳。不可令如水流離。若病不解。當重發汗。汗多者必亡陽。陽虛。不得重發汗也。

凡服湯發汗。中病便止。不必盡劑也。

凡云可發汗。無湯者。丸散亦可用。要以汗出為解。然不如湯隨證良驗。

太陽病外證未解。脉浮弱者。當以汗解。宜桂枝湯。方一。

桂枝三兩去皮 芍藥三兩 甘草二兩炙

生薑三兩切 大棗十二枚擘

右五味。以水七升。煑取三升。去滓。溫服一升。啜粥將息。如初法。

脉浮而數者。可發汗。屬桂枝湯證二。用前第一方。一法用麻黄湯。
陽明病。脉遲。汗出多。微惡寒者。表未解也。可發汗。
屬桂枝湯證三。用前第一方
夫病脉浮大。問病者言但便鞕耳。設利者。為大逆
鞕為實。汗出而解。何以故。脉浮當以汗解。
傷寒其脉不弦緊而弱。弱者必渴。被火必譫語。弱
者發熱脉浮。解之當汗出愈。
病人煩熱。汗出即解。又如瘧狀。日晡所發熱者。屬
陽明也。脉浮虛者。當發汗。屬桂枝湯證四。用前第一方
病常自汗出者。此為榮氣和。榮氣和者。外不諧。以

衛氣不共榮氣諧和故爾。以榮行脉中。衛行脉外。復發其汗。榮衛和。則愈。屬桂枝湯證五。用前第一方

病人藏無他病。時發熱自汗出而不愈者。此衛氣不和也。先其時發汗則愈。屬桂枝湯證六。用前第一方

脉浮而緊。浮則為風。緊則為寒。風則傷衛。寒則傷榮。榮衛俱病。骨節煩疼。可發其汗。宜麻黄湯方七。

麻黄三兩去節　桂枝二兩　甘草一兩炙

杏仁七十箇去皮尖

右四味。以水八升。先煑麻黄。減二升。去上沫。内諸藥。煑取二升半。去滓。温服八合。温覆取微似

汗。不須啜粥。餘如桂枝將息。

太陽病不解。熱結膀胱。其人如狂。血自下。下者愈。其外未解者。尚未可攻。當先解其外。屬桂枝湯證。八。用前第一方

太陽病。下之微喘者。表未解也。宜桂枝加厚朴杏子湯。方九。

桂枝三兩去皮　芍藥三兩　生薑三兩切

甘草二兩炙　厚朴二兩炙去皮　杏仁五十箇去皮尖

大棗十二枚擘

右七味。以水七升。煑取三升。去滓。溫服一升。

傷寒脉浮緊。不發汗。因致衄者。屬麻黃湯。證十。用前第七方

陽明病脉浮。無汗而喘者。發汗則愈。屬麻黃湯證十一。用前第七方

太陰病。脉浮者。可發汗。屬桂枝湯。證十二。用前第一方

太陽病。脉浮緊。無汗。發熱。身疼痛。八九日不解。表證仍在。當復發汗。服湯已。微除。其人發煩。目瞑。劇者必衄。衄乃解。所以然者。陽氣重故也。屬麻黃湯。證十三。用前第七方

脉浮者。病在表。可發汗。屬麻黃湯。證十四。用前第七方。一

法用桂枝湯。

傷寒不大便六七日。頭痛有熱者。與承氣湯。其小便清者。一云大便青。知不在裏。續在表也。當須發汗。若頭痛者。必衄。屬桂枝湯證。十五。用前第一方

下利腹脹滿。身體疼痛者。先溫其裏。乃攻其表。溫裏宜四逆湯。攻表宜桂枝湯。十六。用前第一方

四逆湯方

甘草二兩炙　乾薑一兩半　附子一枚生去皮破八片

右三味。以水三升。煮取一升二合。去滓。分溫再服。強人可大附子一枚。乾薑三兩。

下利後身疼痛清便自調者急當救表宜桂枝湯發汗十七。用前第一方

太陽病頭痛發熱汗出惡風寒者屬桂枝湯證十八。用前第一方

太陽中風陽浮而陰弱陽浮者熱自發陰弱者汗自出嗇嗇惡寒淅淅惡風翕翕發熱鼻鳴乾嘔者屬桂枝湯證十九。用前第一方

太陽病發熱汗出者此為榮弱衛强故使汗出欲救邪風屬桂枝湯證二十。用前第一方

太陽病下之後其氣上衝者屬桂枝湯證二十一。

用前第一方

太陽病初服桂枝湯。反煩不解者。先刺風池風府。却與桂枝湯則愈。二十二。用前第一方

燒針令其汗。針處被寒核起而赤者。必發奔豚氣從少腹上撞心者。灸其核上各一壯。與桂枝加桂湯方。二十三。

桂枝五兩去皮　甘草二兩炙　大棗十二枚擘

芍藥三兩　生薑三兩切

右五味。以水七升。煑取三升。去滓。溫服一升。本云桂枝湯。今加桂滿五兩。所以加桂者。以能洩

奔豚氣也。

太陽病。項背強。几几反汗出惡風者。宜桂枝加葛根湯。方二十四。

葛根四兩　麻黄三兩去節　甘草二兩炙

芍藥三兩　桂枝二兩　生薑三兩

大棗十二枚擘

右七味。以水一斗。煑麻黄葛根。減二升。去上沫。內諸藥。煑取三升。去滓。温服一升。覆取微似汗。不須啜粥助藥力。餘將息依桂枝法。注見第二卷中

太陽病。項背強。几几無汗。惡風者。屬葛根湯。證二

十五。用前第二十四方

太陽與陽明合病。必自下利。不嘔者。屬葛根湯。證二十六。用前方。一云用後第二十八方

太陽與陽明合病。不下利。但嘔者。宜葛根加半夏湯。方二十七。

葛根四兩　半夏半升洗　大棗十二枚擘

桂枝二兩去皮　芍藥二兩　甘草二兩炙

麻黃三兩去節　生薑三兩

右八味。以水一斗。先煮葛根麻黃。減二升。去上沫。內諸藥。煮取三升。去滓。溫服一升。覆取微似

汗。

太陽病。桂枝證。醫反下之。利遂不止。脉促者。表未解也。喘而汗出者。宜葛根黄芩黄連湯方二十八。促作縱

葛根八兩　黄連三兩　黄芩三兩

甘草二兩炙

右四味。以水八升。先煑葛根。減二升。內諸藥。煑取二升。去滓。分温再服。

太陽病。頭痛。發熱。身疼。腰痛。骨節疼痛。惡風。無汗而喘者。屬麻黄湯證。二十九。用前第七方

太陽與陽明合病。喘而胷滿者。不可下。屬麻黃湯。證三十。用前第七方。

太陽中風。脉浮緊。發熱惡寒。身疼痛。不汗出而煩躁者。大青龍湯主之。若脉微弱。汗出惡風者。不可服之。服之則厥逆。筋惕肉瞤。此為逆也。大青龍湯。方三十一。

麻黃六兩去節　桂枝二兩去皮　杏仁四十枚去皮尖

甘草二兩炙　石膏如雞子大碎　生薑三兩切

大棗十二枚擘

右七味。以水九升。先煑麻黃。減二升。去上沫。內諸藥煮取三升。温服一升。覆取微似汗。汗出多者。温粉粉之。一服汗者。勿更服。若復服。汗出多者。亡陽。遂（一作逆）虚。惡風煩躁。不得眠也。

陽明中風。脉弦浮大而短氣。腹都滿。脅下及心痛。久按之。氣不通。鼻乾不得汗。嗜臥。一身及目悉黃。小便難。有潮熱。時時噦。耳前後腫。刺之小差。外不解。過十日。脉續浮者。與小柴胡湯。脉但浮。無餘證者。與麻黃湯。（用前第七方）不溺。腹滿。加噦者不治。三十二。

小柴胡湯方

柴胡八兩　黃芩三兩　人參三兩

甘草炙三兩　生薑切三兩　半夏洗半升

大棗十二枚擘

右七味。以水一斗二升。煮取六升。去滓。再煎取三升。溫服一升。日三服。

太陽病。十日以去。脉浮而細。嗜臥者。外已解也。設胷滿脅痛者。與小柴胡湯。脉但浮者。與麻黃湯。三十三。並用前方。

傷寒脉浮緩。身不疼。但重。乍有輕時。無少陰證者。可與大青龍湯發之。三十四。用前第三十一方傷寒表不解。心下有水氣。乾嘔發熱而欬。或渴。或利。或噎。或小便不利。少腹滿。或喘者。宜小青龍湯。方三十五。

麻黃二兩去節　芍藥二兩　桂枝二兩去皮

甘草二兩炙　細辛二兩　五味子半升

半夏半升洗　乾薑三兩

右八味。以水一斗。先煑麻黃減二升。去上沫。內諸藥。煑取三升。去滓。溫服一升。若渴。去半夏。加栝樓根三兩。若微利。去麻黃。加蕘花如一雞子。熬令赤色。若噎。去麻黃。加附子一枚。炮。若小便不利。少腹滿。去麻黄。加茯苓四兩。若喘。去麻黄。加杏仁半升。去皮尖。且荛花不治利。麻黄主喘。今此語反之。疑非仲景意。注見第三卷中

傷寒心下有水氣。欬而微喘。發熱不渴。服湯已渴者。此寒去欲解也。屬小青龍湯證三十六。用前方

中風往来寒熱。傷寒五六日以後。胷脅苦滿。嘿嘿不欲飲食。煩心。喜嘔。或胷中煩而不嘔。或渴。或腹中痛。或脅下痞鞕。或心下悸。小便不利。或不渴。身有微熱。或欬者。屬小柴胡湯證三十七。用前第三十二方

傷寒四五日。身熱惡風。頸項强。脅下滿。手足溫而

渴者屬小柴胡湯證三十八。用前第三十二方

傷寒六七日。發熱微惡寒。支節煩疼。微嘔。心下支結。外證未去者。柴胡桂枝湯主之。方三十九。

柴胡四兩　黄芩一兩半　人參一兩半

桂枝一兩半去皮　生薑一兩半切　半夏二合半洗

芍藥一兩半　大棗六枚擘　甘草一兩炙

右九味。以水六升。煑取三升。去滓。溫服一升。日三服。本云人參湯。作如桂枝法。加半夏柴胡黄芩。如柴胡法。今著人參。作半劑。

少陰病。得之二三日。麻黄附子甘草湯。微發汗。以二三日無證故微發汗也。四十。

麻黃二兩去根節　甘草二兩炙　附子一枚炮去皮破八片

右三味。以水七升先煮麻黃一二沸。去上沫內諸藥煮取二升半。去滓。溫服八合。日三服。

脉浮。小便不利。微熱消渴者。與五苓散利小便發汗。四十一。

猪苓十八銖去皮　茯苓十八銖　白术十八銖

澤瀉一兩六銖　桂枝半兩去皮

右五味。擣為散。以白飲和服方寸匕。日三服。多飲煖水。汗出愈。

傷寒論卷第七

世讓堂
翻宋板

傷寒論卷第八　　　　仲景全書第八

漢　張仲景述　　晉　王叔和撰次

宋　林　億校正

明　趙開美校刻

沈　琳仝校

辨發汗後病脉證并治第十七　合二十五法。方二十四首。

太陽病，發汗，遂漏不止，惡風，小便難，四肢急，難以屈伸者，屬桂枝加附子湯。第一。六味。前有八病證。

太陽病。服桂枝湯。煩不解。先刺風池風府。却與桂枝湯第二。五味

服桂枝湯。汗出。脉洪大者。與桂枝湯。若形似瘧。一日再發者。屬桂枝二麻黄一湯第三。七味

服桂枝湯。汗出後。煩渴不解。脉洪大者。屬白虎加人參湯第四。五味

傷寒。脉浮。自汗出。小便數。心煩。惡寒。脚攣急。與桂枝攻表。得之便厥。咽乾。煩躁。吐逆。作甘草乾薑湯。厥愈。更作芍藥甘草湯。其脚即伸。若胃氣不和。與調胃承氣湯。若重發汗。加燒針者。與四

逆湯第五甘草乾薑湯芍藥甘草湯並二味調胃承氣湯四逆湯並三味

太陽病脉浮緊無汗發熱身疼八九日不解服湯已發煩必衂宜麻黄湯第六四味

傷寒發汗已解半日復煩脉浮數者屬桂枝湯證第七用前第二方

發汗後身疼脉沈遲者屬桂枝加芍藥生薑各一兩人參三兩新加湯第八六味

發汗後不可行桂枝湯汗出而喘無大熱者可與麻黄杏子甘草石膏湯第九四味

發汗過多其人叉手自冒心心下悸欲得按者

屬桂枝甘草湯第十。二味

發汗後臍下悸欲作奔豚屬茯苓桂枝甘草大棗湯第十一。四味甘爛水法附

發汗後腹脹滿者屬厚朴生薑半夏甘草人參湯第十二。五味

發汗病不解反惡寒者虛也屬芍藥甘草附子湯第十三。三味

發汗後不惡寒但熱者實也當和胃氣屬調胃承氣湯證十四。用前第五方

太陽病發汗後大汗出胃中乾煩躁不得眠若

脉浮。小便不利渴者。屬五苓散第十五。五味

發汗已。脉浮數煩渴者。屬五苓散證第十六。用前第十五方

傷寒汗出而渴者。宜五苓散。不渴者。屬茯苓甘草湯第十七。四味

太陽病。發汗不解。發熱。心悸。頭眩。身瞤動。欲擗一作僻地者。屬真武湯第十八。五味

傷寒汗出解之後。胃中不和。心下痞。乾噫。腹中雷鳴下利者。屬生薑瀉心湯第十九。八味

傷寒汗出不解。心中痞。嘔吐下利者。屬大柴胡

湯第二十。八味

陽明病。自汗。若發其汗。小便自利。雖鞕不可攻。須自欲大便。宜蜜煎。若土瓜根。豬膽汁為導。第二十一。蜜煎一味。豬膽方二味。

太陽病。三日發汗不解。蒸蒸發熱者。屬調胃承氣湯證第二十二。用前第五方

大汗出。熱不去。内拘急。四肢疼。又下利厥逆惡寒者。屬四逆湯證第二十三。用前第五方

發汗後不解。腹滿痛者。急下之。宜大承氣湯第二十四。四味

發汗多。亡陽讝語者。不可下。與柴胡桂枝湯。和其榮衛後自愈。第二十五。九味

二陽併病。太陽初得病時發其汗。汗先出不徹。因轉屬陽明續自微汗出。不惡寒。若太陽病證不罷者。不可下。下之為逆。如此可小發汗。設面色緣緣正赤者。陽氣怫鬱在表。當解之熏之。若發汗不徹。不足言陽氣怫鬱。不得越。當汗不汗。其人煩躁。不知痛處。乍在腹中。乍在四肢。按之不可得。其人短氣。但坐以汗出不徹故也。更發汗則愈。何以知汗出不徹。以脉濇故知也。

未持脉時。病人乂手自冒心。師因教試令欬而不即欬者。此必兩耳聾無聞也。所以然者。以重發汗虛。故如此。

發汗後。飲水多必喘。以水灌之。亦喘。

發汗後。水藥不得入口。為逆。若更發汗。必吐下不止。

陽明病。本自汗出。醫更重發汗。病已差。尚微煩不了了者。必大便鞕故也。以亡津液。胃中乾燥。故令大便鞕。當問小便日幾行。若本小便日三四行。今日再行。故知大便不久出。今為小便數少。以津液當還入胃中。故知不久必大便也。
發汗多。若重發汗者。亡其陽。譫語。脈短者死。脈自和者不死。
傷寒發汗已。身目為黃。所以然者。以寒濕（一作温）在裏不解故也。以為不可下也。於寒濕中求之。
病人有寒。復發汗。胃中冷。必吐蚘。
太陽病。發汗。遂漏不止。其人惡風。小便難。四肢微急。難以屈伸者。屬桂枝加附子湯方。一。

桂枝三兩，去皮　芍藥三兩　甘草二兩，炙
生薑三兩，切　大棗十二枚，擘　附子一枚，炮右六味。以水七升。煑取三升。去滓。温服一升。本云桂枝湯。今加附子。

太陽病。初服桂枝湯。反煩不解者。先刺風池風府。却與桂枝湯。則愈。方二。

桂枝三兩去皮　芍藥三兩　生薑三兩切

甘草二兩炙　大棗十二枚擘

右五味。以水七升。煑取三升。去滓。温服一升。須臾啜熱稀粥一升。以助藥力。

服桂枝湯。大汗出。脉洪大者。與桂枝湯。如前法。若形似瘧。一日再發者。汗出必解。屬桂枝二麻黄一湯。方三。

桂枝一兩十七銖　芍藥一兩六銖　麻黃一十六銖去節

生薑一兩六銖　杏仁十六箇去皮尖　甘草一兩二銖炙

大棗五枚擘

右七味。以水五升。先煮麻黃一二沸。去上沫。內諸藥。煮取二升。去滓。溫服一升。日再服。本云桂枝湯二分。麻黃湯一分。合為二升。分再服。今合為一方。

服桂枝湯。大汗出後。大煩渴不解。脈洪大者。屬白虎加人參湯。方四。

知母六兩　石膏一斤碎綿裹　甘草二兩炙

粳米六合　人參二兩

右五味。以水一斗。煮米熟湯成。去滓。溫服一升。日三服。

傷寒脉浮自汗出。小便數。心煩。微惡寒。脚攣急。反與桂枝。欲攻其表。此誤也。得之便厥。咽中乾。煩躁吐逆者。作甘草乾薑湯與之。以復其陽。若厥愈足溫者。更作芍藥甘草湯與之。其脚即伸。若胃氣不和。讝語者。少與調胃承氣湯。若重發汗。復加燒針者。與四逆湯。五。

甘草乾薑湯方

甘草四兩炙　乾薑二兩

右二味。以水三升。煑取一升五合。去滓。分溫再服。

芍藥甘草湯方

白芍藥四兩　甘草四兩炙

右二味。以水三升。煑取一升五合。去滓。分溫再服。

調胃承氣湯方

大黄四兩去皮清酒洗　甘草二兩炙　芒消半升

右三味。以水三升。煑取一升。去滓。內芒消。更上微火煑令沸。少少溫服之。

四逆湯方

甘草二兩炙　乾薑一兩半　附子一枚生用去皮破八片

右三味。以水三升。煑取一升二合。去滓。分溫再服。強人可大附子一枚。乾薑三兩。

太陽病。脉浮緊。無汗。發熱。身疼痛。八九日不解。表證仍在。此當發汗。服湯已。微除。其人發煩目瞑。劇者必衄。衄乃解。所以然者。陽氣重故也。宜麻黃湯。方六。

麻黃三兩去節 桂枝二兩去皮 甘草一兩炙

杏仁七十箇去皮尖

右四味。以水九升。先煮麻黃減二升。去上沫。內諸藥。煮取二升半。去滓。溫服八合。覆取微似汗。不須啜粥。

傷寒發汗已解半日許。復煩。脉浮數者。可更發汗。屬桂枝湯證七。用前第二方

發汗後。身疼痛。脉沈遲者。屬桂枝加芍藥生薑各一兩。人參三兩。新加湯。方八。

桂枝三兩去皮 芍藥四兩 生薑四兩

甘草二兩炙　人參三兩　大棗十二枚擘

右六味。以水一斗二升。煮取三升。去滓。溫服一升。本云桂枝湯。今加芍藥生薑人參。

發汗後不可更行桂枝湯。汗出而喘。無大熱者。可與麻黃杏子甘草石膏湯。方九。

麻黃四兩去節　杏仁五十箇去皮尖　甘草二兩炙

石膏半斤碎

右四味。以水七升。先煮麻黃。減二升。去上沫。內諸藥。煮取二升。去滓。溫服一升。本云黃耳杯。

發汗過多。其人叉手自冒心。心下悸。欲得按者。屬桂枝甘草湯。方十。

桂枝二兩去皮　甘草二兩炙

右二味。以水三升。煑取一升。去滓。頓服。

發汗後。其人臍下悸者。欲作奔豚。屬茯苓桂枝甘草大棗湯。方十一。

茯苓半斤　桂枝四兩去皮　甘草一兩炙

大棗十五枚擘

右四味。以甘爛水一斗。先煑茯苓。減二升。內諸藥。煑取三升。去滓。溫服一升。日三服。

作甘爛水法。取水二斗。置大盆內。以杓揚之。水上有珠子五六千顆相逐。取用之。

發汗後。腹脹滿者。屬厚朴生薑半夏甘草人參湯。方十二。

厚朴半斤炙　生薑半斤　半夏半升洗

甘草二兩炙　人參一兩

右五味。以水一斗。煑取三升。去滓。溫服一升。日三服。

發汗病不解。反惡寒者。虛故也。屬芍藥甘草附子湯。方十三。

芍藥三兩　甘草三兩　附子一枚炮去皮破六片

右三味。以水三升。煮取一升二合。去滓。分温三服。疑非仲景方。

發汗後惡寒者。虛故也。不惡寒。但熱者。實也。當和胃氣。屬調胃承氣湯證。十四。用前第五方。一法用小承氣湯。

太陽病。發汗後。大汗出。胃中乾。煩躁不得眠。欲得飲水者。少少與飲之。令胃氣和則愈。若脉浮。小便不利。微熱消渴者。屬五苓散方。十五。

猪苓十八銖去皮　澤瀉一兩六銖　白朮十八銖

茯苓十八銖　桂枝半兩去皮

右五味。擣為散。以白飲和服方寸匕。日三服。多飲煖水。汗出愈。

發汗已。脉浮數煩渴者。屬五苓散證十六。用前第十五方。

傷寒汗出而渴者。宜五苓散。不渴者。屬茯苓甘草湯。方十七。

茯苓二兩　桂枝二兩　甘草一兩炙　生薑一兩

右四味。以水四升。煑取二升。去滓分溫三服。

太陽病發汗。汗出不解。其人仍發熱。心下悸頭眩身瞤動。振振欲擗一作僻地者。屬真武湯。方十八

茯苓三兩　芍藥三兩　生薑三兩切

附子一枚炮去皮破八片　白术二兩

右五味。以水八升。煑取三升。去滓。温服七合。日三服。

傷寒汗出觧之後。胃中不和。心下痞鞕。乾噫食臭。脅下有水氣。腹中雷鳴下利者。屬生薑瀉心湯。方十九。

生薑四兩　甘草三兩炙　人參三兩

乾薑一兩　黄芩三兩　半夏半升洗

黄連一兩　大棗十二枚擘

右八味。以水一斗。煑取六升。去滓。再煎取三升。温服一升。日三服。生薑瀉心湯。本云理中人參黃芩湯。去桂枝朮加黃連。并瀉肝法。

傷寒發熱。汗出不解。心中痞鞕。嘔吐而下利者。屬大柴胡湯。方二十。

柴胡半斤　枳實四枚炙　生薑五兩

黃芩三兩　芍藥三兩　半夏半升洗

大棗十二枚擘

右七味。以水一斗二升。煮取六升。去滓。再煎取三升。溫服一升。日三服。一方加大黃二兩。若不加。恐不名大柴胡湯。

陽明病。自汗出。若發汗。小便自利者。此為津液內竭。雖鞕不可攻之。須自欲大便。宜蜜煎導而通之。
若土瓜根。及大豬膽汁。皆可為導。二十一。

蜜煎方

食蜜七合

右一味。於銅器內。微火煎。當須凝如飴狀。攪之勿令焦著。欲可丸。併手捻作挺。令頭銳。大如指許。長二寸。當熱時急作。冷則鞕。以內穀道中。以手急抱。欲大便時。乃去之。疑非仲景意。已試甚良

又大豬膽一枚。瀉汁。和少許法醋。以灌穀道內。

如一食頃當大便出。宿食惡物。甚效。

太陽病。三日發汗不解。蒸蒸發熱者。屬胃也。屬調胃承氣湯證。二十二。用前第五方

大汗出。熱不去。內拘急。四肢疼。又下利厥逆而惡寒者。屬四逆湯證。二十三。用前第五方

發汗後不解。腹滿痛者。急下之。宜大承氣湯。方二十四。

大黃四兩酒洗　厚朴半斤炙　枳實五枚炙

芒消三合

右四味。以水一斗。先煑二物。取五升。內大黃。更

煮取二升。去滓。內芒消。更一二沸。分再服。得利者。止後服。

發汗多。亡陽讝語者。不可下。與柴胡桂枝湯和其榮衛。以通津液。後自愈。方二十五。

柴胡 四兩　桂枝 一兩半 去皮　黃芩 一兩半

芍藥 一兩半　生薑 一兩半　大棗 六箇 擘

人參 一兩半　半夏 二合半 洗　甘草 一兩 炙

右九味。以水六升。煮取三升。去滓。溫服一升。日三服。

辨不可吐第十八 合四證

太陽病當惡寒發熱今自汗出反不惡寒發熱關上脉細數者以醫吐之過也若得病一二日吐之者腹中飢口不能食三四日吐之者不喜糜粥欲食冷食朝食暮吐以醫吐之所致也此為小逆

太陽病吐之但太陽病當惡寒今反不惡寒不欲近衣者此為吐之內煩也

少陰病飲食入口則吐心中温温欲吐復不能吐始得之手足寒脉弦遲者此胷中實不可下也若膈上有寒飲乾嘔者不可吐也當温之

諸四逆厥者不可吐之虚家亦然

辨可吐第十九 合二法 五證

大法。春宜吐。

凡用吐湯。中病便止。不必盡劑也。

病如桂枝證。頭不痛。項不強。寸脉微浮。胷中痞鞕。氣上撞咽喉。不得息者。此為有寒。當吐之。一云此以內有久痰宜吐之。

病胷上諸實。一作寒。胷中鬱鬱而痛。不能食。欲使人按之。而反有涎唾。下利日十餘行。其脉反遲。寸口脉微滑。此可吐之。吐之。利則止。

少陰病。飲食入口則吐。心中溫溫欲吐。復不能吐者宜吐之。

宿食在上管者。當吐之。

病手足逆冷。脉乍結。以客氣在胷中。心下滿而煩。欲食不能食者。病在胷中。當吐之。

傷寒論卷第八

世讓堂翻宋板

傷寒論卷第九　　仲景全書第九

漢　張仲景述　　晉　王叔和撰次
宋　林　億校正
明　趙開美校刻
沈　琳仝校

辨不可下病脉證并治第二十

辨可下病脉證并治第二十一

辨不可下病脉證并治第二十合四法方六首

陽明病。潮熱。大便微鞕。與大承氣湯。若不大便六七日。恐有燥屎。與小承氣湯和之第一。大承氣四味小承氣三味。前有四十病證。

傷寒中風，反下之，心下痞，醫復下之，痞益甚，屬甘草瀉心湯第二。六味

下利，脉大者，虛也，以強下之也。設脉浮革，腸鳴者，屬當歸四逆湯第三。七味。下有陽明病二證。

陽明病，汗自出，若發汗，小便利，津液内竭，雖鞕不可攻，須自大便，宜蜜煎，若土瓜根、猪膽汁導之第四。蜜煎一味。猪膽汁二味。

脉濡而弱，弱反在關，濡反在巔，微反在上，濇反在下。微則陽氣不足，濇則無血，陽氣反微，中風汗出

而反躁煩。濇則無血。厥而且寒。陽微則不可下。下之則心下痞鞕。

動氣在右。不可下。下之則津液內竭。咽燥鼻乾。頭眩心悸也。

動氣在左。不可下。下之則腹內拘急。食不下。動氣更劇。雖有身熱。臥則欲踡。

動氣在上。不可下。下之則掌握熱煩。身上浮冷。熱汗自泄。欲得水自灌。

動氣在下。不可下。下之則腹脹滿。卒起頭眩。食則下清穀。心下痞也。

咽中閉塞。不可下。下之。則上輕下重。水漿不下。臥
則欲蜷身。急痛。下利日數十行。
諸外實者。不可下。下之。則發微熱。亡脉。厥者。當齊
握熱。
諸虛者。不可下。下之。則大渴。求水者易愈。惡水者
劇。
脉濡而弱。弱反在關。濡反在巔。弦反在上。微反在
下。弦為陽運。微為陰寒。上實下虛。意欲得溫。微弦
為虛。虛者不可下也。微則為欬。欬則吐涎。下之。則
欬止而利因不休。利不休。則胷中如蟲齧。粥入則

出。小便不利。兩脅拘急。喘息為難。頸背相引。臂則不仁。極寒反汗出。身冷若冰。眼睛不慧。語言不休。而穀氣多入。此為除中（亦云消中）。口雖欲言。舌不得前。

脉濡而弱。弱反在關。濡反在巔。浮反在上。數反在下。浮為陽虛。數為無血。浮為虛。數生熱。浮為虛。自汗出而惡寒。數為痛。振而寒慄。微弱在關。胸下為急。喘汗而不得呼吸。呼吸之中。痛在於脅。振寒相摶。形如瘧狀。醫反下之。故令脉數發熱。狂走見鬼。心下為痞。小便淋漓。少腹甚鞕。小便則尿血也。

脉濡而緊。濡則衛氣微。緊則榮中寒。陽微衛中風。

發熱而惡寒。榮緊胃氣冷。微嘔心內煩。醫謂有大熱。解肌而發汗。亡陽虛煩躁。心下苦痞堅。表裏俱虛竭。卒起而頭眩。客熱在皮膚。悵怏不得眠。不知胃氣冷。緊寒在關元。技巧無所施。汲水灌其身。客熱應時罷。慄慄而振寒。重被而覆之。汗出而冒巔。體惕而又振。小便為微難。寒氣因水發。清穀不容間。嘔變反腸出。顛倒不得安。手足為微逆。身冷而內煩。遲欲從後救。安可復追還。

脉浮而大。浮為氣實。大為血虛。血虛為無陰。孤陽獨下陰部者。小便當赤而難。胞中當虛。今反小便利而大汗出。法應衛家當微。今反更實。津液四射。榮竭血盡。乾煩而不眠。血薄肉消而成暴（一云黑）液。醫復以毒藥攻其胃。此為重虛。客陽去有期。必下如汙泥而死。

脉浮而緊。浮則為風。緊則為寒。風則傷衛。寒則傷榮。榮衛俱病。骨節煩疼。當發其汗。而不可下也。

趺陽脉遲而緩。胃氣如經也。趺陽脉浮而數。浮則傷胃。數則動脾。此非本病。醫特下之所為也。榮衛内陷。其數先微。脉反但浮。其人必大便鞕。氣噫而除。何以言之。本以數脉動脾。其數先微。故知脾氣不治。大便鞕。氣噫而除。今脉反浮。其數改微。邪氣。獨留。心中則飢。邪熱不殺穀。潮熱發渴。數脉當遲緩。脉因前後度數如法。病者則飢。數脉不時則生惡瘡也。

脉數者。久數不止。止則邪結。正氣不能復。正氣却結於藏。故邪氣浮之。與皮毛相得。脉數者不可下。下之必煩利不止。

少陰病。脉微。不可發汗。亡陽故也。陽已虛。尺中弱濇者。復不可下之。

脉浮大。應發汗。醫反下之。此為大逆也。

脉浮而大。心下反鞕。有熱。屬藏者。攻之不令發汗。屬府者。不令溲數。溲數。則大便鞕。汗多則熱愈。汗少則便難。脉遲尚未可攻。

二陽併病。太陽初得病時。而發其汗。汗先出不徹。因轉屬陽明。續自微汗出。不惡寒。若太陽證不罷者。不可下。下之為逆。

結胷證。脉浮大者。不可下。下之即死。

太陽與陽明合病。喘而胷滿者。不可下。

太陽與少陽合病者。心下鞕。頸項强而眩者。不可下。

諸四逆厥者。不可下之。虛家亦然。

病欲吐者。不可下。

太陽病有外證。未解。不可下。下之為逆。

病發於陽而反下之。熱入因作結胸。病發於陰。而反下之。因作痞。

病脉浮而緊。而復下之。緊反入裏。則作痞。

夫病陽多者熱。下之則鞕。

本虛。攻其熱。必噦。

無陽陰强。大便鞕者。下之必清穀腹滿。

太陰之為病。腹滿而吐。食不下。自利益甚。時腹自痛。下之必胷下結鞕。

厥陰之為病。消渴。氣上撞心。心中疼熱。飢而不欲食。食則吐蚘。下之利不止。

少陰病飲食入口則吐。心中溫溫欲吐復不能吐始得之。手足寒。脉弦遲者。此胷中實不可下也。

傷寒五六日。不結胷。腹濡。脉虛復厥者。不可下。此亡血下。之死。

傷寒發熱。頭痛。微汗出。發汗則不識人。熏之則喘。不得小便。心腹滿。下之則短氣。小便難。頭痛背强加溫針則衄。

傷寒脉陰陽俱緊惡寒發熱則脉欲厥厥者脉初来大漸漸小更来漸大是其候也如此者惡寒甚者翕翕汗出喉中痛若熱多者目赤脉多睛不慧醫復發之咽中則傷若復下之則兩目閉寒多便清穀熱多便膿血若熏之則身發黄若熨之則咽燥若小便利者可救之若小便難者為危殆

傷寒發熱口中勃勃氣出頭痛目黄衄不可制貪水者必嘔惡水者厥若下之咽中生瘡假令手足温者必下重便膿血頭痛目黄者若下之則目閉貪水者若下之其脉必厥其聲嚶咽喉塞若發汗

則戰慄。陰陽俱虛。惡水者。若下之。則裏冷。不嗜食
大便完穀出。若發汗。則口中傷。舌上白胎。煩躁。脉
數實。不大便六七日。後必便血。若發汗。則小便自
利也。

得病二三日。脉弱。無太陽柴胡證。煩躁。心下痞。至
四日。雖能食。以承氣湯少少與微和之。令小安。至
六日。與承氣湯一升。若不大便六七日。小便少。雖
不大便。但頭鞕。後必溏。未定成鞕。攻之必溏。須小
便利。屎定鞕。乃可攻之。

藏結無陽證。不往来寒熱。其人反靜。舌上胎滑者。

不可攻也。

傷寒嘔多。雖有陽明證。不可攻之。

陽明病。潮熱。大便微鞕者。可與大承氣湯。不鞕者。不可與之。若不大便六七日。恐有燥屎。欲知之法。少與小承氣湯。湯入腹中。轉失氣者。此有燥屎也。乃可攻之。若不轉失氣者。此但初頭鞕。後必溏。不可攻之。攻之必脹滿。不能食也。欲飲水者。與水則噦。其後發熱者。大便必復鞕而少也。宜小承氣湯和之。不轉失氣者。慎不可攻也。大承氣湯方一。

大黃四兩 厚朴八兩炙 枳實五枚炙 芒消三合

右四味。以水一斗。先煑二味。取五升。下大黃。煑取二升。去滓。下芒消。再煑一二沸。分二服。利則止後服。

小承氣湯方

大黃四兩酒洗　厚朴二兩炙去皮　枳實三枚炙

右三味。以水四升。煑取一升二合。去滓。分溫再服。

傷寒中風。醫反下之。其人下利日數十行。穀不化。腹中雷鳴。心下痞鞕而滿。乾嘔。心煩不得安。醫見心下痞。謂病不盡。復下之。其痞益甚。此非結熱。但以胃中虛。客氣上逆。故使鞕也。屬甘草瀉心湯。方二。

甘草四兩炙　黃芩三兩　乾薑三兩

大棗十二枚擘　半夏半升洗　黃連一兩

右六味。以水一斗。煮取六升。去滓。再煎取三升。溫服一升。日三服。有人參。見第四卷中。

下利脉大者。虛也。以強下之故也。設脉浮革。因爾腸鳴者。屬當歸四逆湯。方三。

當歸三兩　桂枝三兩去皮　細辛三兩

甘草二兩炙　通草二兩　芍藥三兩

大棗二十五枚擘

右七味。以水八升。煑取三升。去滓。溫服一升半。日三服。

陽明病。身合色赤。不可攻之。必發熱色黃者。小便不利也。

陽明病。心下鞕滿者。不可攻之。攻之。利遂不止者。死。利止者愈。

陽明病。自汗出。若發汗。小便自利者。此為津液內竭。雖鞕不可攻之。須自欲大便。宜蜜煎導而通之。若土瓜根及猪膽汁。皆可為導。方四。

食蜜七合

右一味，於銅器内微火煎，當須凝如飴狀，攪之勿令焦著，欲可丸，併手捻作挺，令頭銳，大如指，長二寸許。當熱時急作，冷則鞕。以内穀道中，以手急抱，欲大便時乃去之。疑非仲景意，已試甚良。又大猪膽一枚，瀉汁，和少許法醋，以灌穀道内，如一食頃，當大便出宿食惡物，甚效。

辨可下病脉證并治第二十一 合四十四法 方一十一首

陽明病，汗多者，急下之，宜大柴胡湯。第一。加大黄八味。一法用小承氣湯。前别有二法。

少陰病得之二三日。口燥咽乾者。急下之。宜大承氣湯第二。四味

少陰病六七日。腹滿不大便者。急下之。宜大承氣湯第三。用前第二方

少陰病。下利清水。心下痛。口乾者。可下之。宜大柴胡大承氣湯第四。大柴胡湯用前第一方。大承氣湯用前第二方。

下利。三部脉平。心下鞕者。急下之。宜大承氣湯。第五。用前第二方

下利。脉遲滑者。內實也。利未止。當下之。宜大承氣湯第六。用前第二方

陽明少陽合病下利脉不負者順也脉滑數者有宿食當下之宜大承氣湯第七用前第二方

寸脉浮大反濇尺中微而濇故知有宿食當下之宜大承氣湯第八用前第二方

下利不欲食者以有宿食當下之宜大承氣湯第九用前第二方

下利差至其年月日時復發者以病不盡當下之宜大承氣湯第十用前第二方

病腹中滿痛此為實當下之宜大承氣大柴胡湯第十一大承氣用前第二方大柴胡用前第一方

下利脉反滑當有所去下乃愈宜大承氣湯第十二。用前第二方

腹滿不減減不足言當下之宜大柴胡大承氣湯第十三。大柴胡用前第一方 大承氣用前第二方

傷寒後脉沈沈者内實也下之解宜大柴胡湯。第十四。用前第一方

傷寒六七日目中不了了睛不和無表裏證大便難身微熱者實也急下之宜大承氣大柴胡湯第十五。大柴胡用前第一方 大承氣用前第二方

太陽病未解脉陰陽俱停先振慄汗出而解陰

脉微者。下之解。宜大柴胡湯。第十六。用前第一方。一法用調胃承氣湯。

脉雙弦而遲者。心下鞕。脉大而緊者。陽中有陰也。可下之。宜大承氣湯。第十七。用前第二方

結胷者。項亦强。如柔痓狀。下之。和。第十八。結胷門用大陷胷丸

病人無表裏證。發熱七八日。雖脉浮數者。可下之。宜大柴胡湯。第十九。用前第一方

太陽病表證仍在。脉微而沉。不結胷。發狂。少腹滿。小便利。下血愈。宜下之。以抵當湯。第二十。四味

太陽病。身黄脉沈結。少腹鞕。小便自利。其人如狂。血證諦。屬抵當湯證第二十一。用前第二十方

傷寒有熱。少腹滿。應小便不利。今反利。爲有血。當下之。宜抵當丸第二十二。四味

陽明病。但頭汗出。小便不利。身必發黄。宜下之。茵蔯蒿湯第二十三。三味

陽明證。其人喜忘。必有畜血。大便色黑。宜抵當湯下之。第二十四。用前第二十方

汗出讝語。以有燥屎。過經可下之。宜大柴胡大承氣湯。第二十五。大柴胡用前第一方。大承氣用前第二方。

病人煩熱，汗出，如瘧狀，日晡發熱，脉實者，可下之，宜大柴胡、大承氣湯。第二十六。大柴胡用前第一方，大承氣用前第二方。

陽明病，譫語，潮熱，不能食，胃中有燥屎；若能食，但鞕耳，屬大承氣湯證。第二十七。用前第二方。

下利，譫語者，有燥屎也，屬小承氣湯。第二十八。三味。

得病二三日，脉弱，無太陽柴胡證，煩躁，心下痞，小便利，屎定鞕，宜大承氣湯。第二十九。用前第二方。一云，大柴胡湯。

太陽中風下利嘔逆表解乃可攻之屬十棗湯第三十。二味

太陽病不解熱結膀胱其人如狂宜桃核承氣湯第三十一。五味

傷寒七八日身黃如橘子色小便不利腹微滿者屬茵蔯蒿湯證第三十二。用前第二十三方

傷寒發熱汗出不解心中痞鞕嘔吐下利者屬大柴胡湯證第三十三。用前第一方

傷寒十餘日熱結在裏往來寒熱者屬大柴胡湯證第三十四。用前第一方

但結胷無大熱。水結在胷脅也。頭微汗出者。屬大陷胷湯。第三十五。三味

傷寒六七日。結胷熱實。脉沈緊。心下痛者。屬大陷胷湯證。第三十六。用前第三十五方

陽明病。多汗。津液外出。胃中燥。大便必鞕。讝語。屬小承氣湯證。第三十七。用前第二十八方

陽明病。不吐下。心煩者。屬調胃承氣湯。第三十八。三味

陽明病。脉遲。雖汗出。不惡寒。身必重。腹滿而喘。有潮熱。大便鞕。大承氣湯主之。若汗出多。微發

熱惡寒。桂枝湯主之。熱不潮。腹大滿。不通。與小承氣湯。三十九。大承氣湯用前第二方。小承氣湯用前第二十八方。桂枝湯五味。

陽明病。潮熱。大便微鞕。與大承氣湯。若不大便六七日。恐有燥屎。與小承氣湯。若不轉氣。不可攻之。後發熱。大便復鞕者。宜以小承氣湯和之。第四十。並用前方

陽明病。讝語。潮熱。脉滑疾者。屬小承氣湯證。第四十一。用前第二十八方

二陽併病。太陽證罷。但發潮熱。汗出。大便難。讝

語者。下之愈。宜大承氣湯。第四十二。用前第二方

病人小便不利。大便乍難乍易。微熱喘冒者。屬大承氣湯。證第四十三。用前第二方

大下。六七日不大便。煩不解。腹滿痛者。屬大承氣湯。證第四十四。用前第二方

大法。秋宜下。

凡可下者。用湯勝丸散。中病便止。不必盡劑也。

陽明病。發熱汗多者。急下之。宜大柴胡湯。方一。一法用小承氣湯

柴胡八兩　枳實四枚炙　生薑五兩

黄芩三兩　芍藥三兩　大棗十二枚擘

半夏半升洗

右七味。以水一斗二升。煑取六升。去滓。更煎取三升。温服一升。日三服。一方云加大黄二兩。若不加。恐不成大柴胡湯

少陰病。得之二三日。口燥咽乾者。急下之。宜大承氣湯。方二。

大黄四兩酒洗　厚朴半斤炙去皮　枳實五枚炙

芒消三合

右四味。以水一斗。先煑二物。取五升。内大黄。更

煑取二升。去滓。內芒消。更上微火一兩沸。分溫再服。得下。餘勿服。

少陰病。六七日。腹滿不大便者。急下之。宜大承氣湯。三。用前第二方

少陰病。下利清水。色純青。心下必痛。口乾燥者。可下之。宜大柴胡大承氣湯。四。用前第二方

下利。三部脉皆平。按之心下鞕者。急下之。宜大承氣湯。五。用前第二方

下利。脉遲而滑者。內實也。利未欲止。當下之。宜大承氣湯。六。用前第二方

陽明少陽合病。必下利。其脉不負者。為順也。負者。失也。互相尅賊。名為負也。脉滑而數者。有宿食。當下之。宜大承氣湯。七。用前第二方

問曰。人病有宿食。何以別之。師曰。寸口脉浮而大。按之反濇。尺中亦微而濇。故知有宿食。當下之。宜大承氣湯。八。用前第二方

下利不欲食者。以有宿食故也。當下之。宜大承氣湯。九。用前第二方

下利差。至其年月日時復發者。以病不盡故也。當下之。宜大承氣湯。十。用前第二方

病腹中滿痛者。此為實也。當下之。宜大承氣大柴胡湯。十一。用前第一第二方

下利。脉反滑。當有所去。下乃愈。宜大承氣湯。十二。用前第二方

腹滿不減。減不足言。當下之。宜大柴胡。大承氣湯。十三。用前第一第二方

傷寒後脉沈。沈者。内實也。下之解。宜大柴胡湯。十四。用前第一方

傷寒六七日。目中不了了。睛不和。無表裏證。大便難。身微熱者。此為實也。急下之。宜大承氣大柴胡

湯十五。用前第一第二方

太陽病未解。脉陰陽俱停。一作微必先振慄汗出而解。但陰脉微一作尺脉實者。下之而解。宜大柴胡湯。十六。用前第一方。一法用調胃承氣湯。

脉雙弦而遲者。必心下鞕。脉大而緊者。陽中有陰也。可下之。宜大承氣湯。十七。用前第二方

結胷者。項亦强。如柔痓狀。下之則和。十八。結胷門用大陷胷丸。

病人無表裏證。發熱七八日。雖脉浮數者。可下之。宜大柴胡湯。十九。用前第一方

太陽病六七日。表證仍在。脉微而沈。反不結胷。其人發狂者。以熱在下焦。少腹當鞕滿。而小便自利者。下血乃愈。所以然者。以太陽隨經。瘀熱在裏故也。宜下之。以抵當湯。方二十。

水蛭三十枚熬　桃仁二十枚去皮尖　蝱蟲三十枚去翅足熬

大黃三兩去皮破六片

右四味。以水五升。煑取三升。去滓。溫服一升。不下者。更服。

太陽病。身黃。脉沈結。少腹鞕滿。小便不利者。為無血也。小便自利。其人如狂者。血證諦。屬抵當湯。證

二十一。用前第二十方

傷寒有熱少腹滿應小便不利今反利者爲有血也當下之宜抵當丸方二十二。

大黄三兩 桃仁二十五箇去皮尖 蝱蟲去翅足熬

水蛭各二十箇熬

右四味擣篩爲四丸以水一升煑一丸取七合服之晬時當下血若不下者更服。

陽明病發熱汗出者此爲熱越不能發黄也但頭汗出身無汗劑頸而還小便不利渴引水漿者以瘀熱在裏身必發黄宜下之以茵蔯蒿湯方二十

三。

茵蔯蒿六兩　梔子十四箇擘　大黃二兩破

右三味。以水一斗二升。先煮茵蔯減六升。內二味。煮取三升。去滓。分溫三服。小便當利。尿如皂莢汁狀。色正赤。一宿腹減。黃從小便去也。

陽明證。其人喜忘者。必有畜血。所以然者。本有久瘀血。故令喜忘。屎雖鞕。大便反易。其色必黑。宜抵當湯下之。二十四。用前第二十方

汗一作臥出讝語者。以有燥屎在胃中。此為風也。須下者。過經乃可下之。下之。若早者。語言必亂。以表

虚裏實故也。下之愈。宜大柴胡大承氣湯。二十五。用前第一第二方

病人煩熱汗出則解。又如瘧狀。日晡所發熱者。屬陽明也。脉實者。可下之。宜大柴胡大承氣湯。二十六。用前第一第二方

陽明病。讝語。有潮熱。反不能食者。胃中有燥屎五六枚也。若能食者。但鞕耳。屬大承氣湯證。二十七。用前第二方

下利讝語者。有燥屎也。屬小承氣湯。方二十八。

大黄四兩　厚朴二兩炙去皮　枳實三枚炙

右三味。以水四升。煑取一升二合。去滓。分溫再
服。若更衣者。勿服之。

得病二三日。脉弱。無太陽柴胡證。煩躁。心下痞。至
四五日。雖能食。以承氣湯少少與。微和之。令小安。
至六日。與承氣湯一升。若不大便六七日。小便少
者。雖不大便。但初頭鞕。後必溏。此未定成鞕也。攻
之必溏。須小便利。屎定鞕。乃可攻之。宜大承氣湯。
二十九。用前第二方。一云大柴胡湯。

太陽病中風。下利。嘔逆。表解者。乃可攻之。其人漐
漐汗出。發作有時。頭痛。心下痞鞕。滿。引脅下痛。乾

嘔則短氣汗出不惡寒者此表解裏未和也屬十棗湯方三十

芫花熬赤　甘遂　大戟各等分

右三味各異擣篩秤已合治之以水一升半煮大肥棗十枚取八合去棗內藥末强人服重一錢七羸人半錢溫服之平旦服若下少病不除者明日更服加半錢得快下利後糜粥自養

太陽病不解熱結膀胱其人如狂血自下下者愈其外未解者尚未可攻當先解其外外解已但少腹急結者乃可攻之宜桃核承氣湯方三十一

桃仁五十枚去皮尖　大黄四兩　甘草二兩炙

芒消二兩　桂枝二兩去皮

右五味。以水七升。煑四物。取二升半。去滓。内芒消。更上火煎。微沸。先食温服五合。日三服。當微利。

傷寒七八日。身黄如橘子色。小便不利。腹微滿者。屬茵蔯蒿湯證。三十二。用前第二十三方

傷寒發熱。汗出不解。心中痞鞕。嘔吐而下利者。屬大柴胡湯證。三十三。用前第一方

傷寒十餘日。熱結在裏。復往來寒熱者。屬大柴胡

湯證三十四。用前第一方

但結胷無大熱者。以水結在胷脅也。但頭微汗出者。屬大陷胷湯。方三十五。

大黃六兩　芒消一升　甘遂末一錢七

右三味。以水六升。先煑大黃。取二升。去滓。內芒消。更煑一二沸。內甘遂末。溫服一升。

傷寒六七日。結胷熱實。脉沈而緊。心下痛。按之石鞕者。屬大陷胷湯證。三十六。用前第三十五方

陽明病。其人多汗。以津液外出。胃中燥。大便必鞕。鞕則讝語。屬小承氣湯證。三十七。用前第二十八方

陽明病。不吐。不下。心煩者。屬調胃承氣湯。方三十八。

大黃四兩酒洗　甘草二兩炙　芒消半升

右三味。以水三升。煮取一升。去滓。內芒消。更上火微煑。令沸。溫頓服之。

陽明病。脉遲。雖汗出。不惡寒者。其身必重。短氣。腹滿而喘。有潮熱者。此外欲解。可攻裏也。手足濈然汗出者。此大便已鞕也。大承氣湯主之。若汗出多。微發熱惡寒者。外未解也。桂枝湯主之。其熱不潮。未可與承氣湯。若腹大滿不通者。與小承氣湯。微和胃氣。勿令至大泄下。三十九。大承氣湯。用前第二方。小承氣。用前第二十八方。

桂枝湯方

桂枝去皮　芍藥　生薑切各三兩

甘草二兩炙　大棗十二枚擘

右五味。以水七升。煮取三升。去滓。温服一升。服湯後。飲熱稀粥一升餘。以助藥力。取微似汗。

陽明病。潮熱。大便微鞕者。可與大承氣湯。不鞕者。不可與之。若不大便六七日。恐有燥屎。欲知之法。少與小承氣湯。湯入腹中。轉失氣者。此有燥屎也。

乃可攻之。若不轉失氣者。此但初頭鞕。後必溏。不可攻之。攻之必脹滿。不能食也。欲飲水者。與水則噦。其後發熱者。大便必復鞕而少也。宜以小承氣湯和之。不轉失氣者。慎不可攻也。四十。並用前方

陽明病。讝語。發潮熱。脉滑而疾者。小承氣湯主之。因與承氣湯一升。腹中轉氣者。更服一升。若不轉氣者。勿更與之。明日又不大便。脉反微濇者。裏虛也。為難治。不可更與承氣湯。四十一。用前第二十八方

二陽併病。太陽證罷。但發潮熱。手足漐漐汗出。大便難而讝語者。下之則愈。宜大承氣湯。四十二。用前

第二方

病人小便不利。大便乍難乍易。時有微熱。喘冒不能臥者。有燥屎也。屬大承氣湯。證四十三。用前第二方

大下後。六七日不大便。煩不解。腹滿痛者。此有燥屎也。所以然者。本有宿食故也。屬大承氣湯。證四十四。用前第二方

傷寒論卷第九

傷寒論卷第十　　仲景全書第十

漢　張仲景述　　晉　王叔和撰次

宋　林　億校正

明　趙開美校刻

沈　琳仝校

辨發汗吐下後病脉證并治第二十二 合四十八法方三十九首

太陽病。八九日如瘧狀。熱多寒少。不嘔。清便脉微而惡寒者。不可更發汗吐下也。以其不得小汗。身必癢。屬桂枝麻黃各半湯第一。七味。前有二十二病證。

服桂枝湯。或下之。仍頭項強痛。發熱無汗。心下滿痛。小便不利。屬桂枝去桂加茯苓白朮湯第二。六味

太陽病。發汗不解。而下之。脉浮者。為在外。宜桂枝湯第三。五味

下之後。復發汗。晝日煩躁。夜安靜。不嘔不渴。無表證。脉沈微者。屬乾薑附子湯第四。二味

傷寒若吐下後。心下逆滿。氣上衝胷。起則頭眩。脉沈緊。發汗則身為振搖者。屬茯苓桂枝白朮

甘草湯。第五。四味

發汗若下之。病不解。煩躁者。屬茯苓四逆湯。第六。五味

發汗吐下後。虛煩不眠。若劇者。反覆顛倒。心中懊憹。屬梔子豉湯。少氣者。梔子甘草豉湯。嘔者。梔子生薑豉湯。第七。梔子豉湯。二味。梔子甘草豉湯。梔子生薑豉湯。並三味

發汗下之。而煩熱。胷中窒者。屬梔子豉湯證。第八。用上初方

太陽病。過經十餘日。心下欲吐。胷中痛。大便溏。

腹滿微煩先此時極吐下者與調胃承氣湯第九三味

太陽病重發汗復下之不大便五六日舌上燥而渴日晡潮熱心腹鞕滿痛不可近者屬大陷胷湯第十三味

傷寒五六日發汗復下之胷脅滿微結小便不利渴而不嘔頭汗出寒熱心煩者屬柴胡桂枝乾薑湯第十一七味

傷寒發汗吐下解後心下痞鞕噫氣不除者屬旋復代赭湯第十二七味

傷寒下之復發汗心下痞惡寒表未解也表解乃可攻痞解表宜桂枝湯攻痞宜大黃黃連瀉心湯第十三（桂枝湯用前第三方 大黃瀉心湯二味）

傷寒吐下後七八日不解熱結在裏表裏俱熱惡風大渴舌上燥而煩欲飲水數升者屬白虎加人參湯第十四（五味）

傷寒吐下後不解不大便至十餘日日晡發潮熱不惡寒如見鬼狀劇者不識人循衣摸床惕而不安微喘直視發熱讝語者屬大承氣湯第十五（四味）

三陽合病腹滿身重口不仁面垢讝語遺尿發汗則讝語下之則額上汗手足逆冷自汗出者屬白虎湯第十六四味

陽明病脉浮緊咽燥口苦腹滿而喘發熱汗出反惡熱身重若發汗則讝語加溫鍼必怵惕煩躁不眠若下之則心中懊憹舌上胎者屬梔子豉湯證第十七用前第七方

陽明病下之心中懊憹而煩胃中有燥屎可攻宜大承氣湯第十八用前第十五方

太陽病吐下發汗後微煩小便數大便鞕者與

小承氣湯和之第十九。三味

大汗大下而厥者。屬四逆湯。第二十。三味

太陽病。下之氣上衝者。與桂枝湯第二十一。用前第三方

太陽病。下之後。脉促胷滿者。屬桂枝去芍藥湯。第二十二。四味

若微寒者。屬桂枝去芍藥加附子湯第二十三。五味

太陽桂枝證。反下之。利不止。脉促喘而汗出者。屬葛根黃芩黃連湯第二十四。四味

太陽病。下之微喘者。表未解也。屬桂枝加厚朴杏子湯。第二十五。七味

傷寒不大便六七日。頭痛。有熱者。與承氣湯。小便清者。一云大便青。知不在裏。當發汗。宜桂枝湯。第二十六。用前第三方

傷寒五六日。下之後。身熱不去。心中結痛者。屬梔子豉湯證。第二十七。用前第七方

傷寒下後。心煩腹滿。臥起不安。屬梔子厚朴湯。第二十八。三味

傷寒以丸藥下之。身熱不去。微煩者。屬梔子乾

薑湯。第二十九。二味

傷寒下之。續得下利不止。身疼痛。急當救裏。後身疼痛。清便自調者。急當救表。救裏宜四逆湯。救表宜桂枝湯。第三十。並用前方

太陽病。過經十餘日。二三下之。柴胡證仍在。與小柴胡。嘔止小安。鬱鬱微煩者。可與大柴胡湯。第三十一。八味

傷寒十三日不解。胷脅滿而嘔。日晡發潮熱。微利。潮熱者。實也。先服小柴胡湯以解外。後以柴胡加芒消湯主之。第三十二。八味

傷寒十三日過經讝語有熱也若小便利當大便鞕而反利者知以丸藥下之也脉和者內實也屬調胃承氣湯證第三十三（用前第九方）

傷寒八九日下之胷滿煩驚小便不利讝語身重不可轉側者屬柴胡加龍骨牡蠣湯第三十四（十二味）

火逆下之因燒針煩躁者屬桂枝甘草龍骨牡蠣湯第三十五（四味）

太陽病脉浮而動數頭痛發熱盜汗惡寒反下之膈內拒痛短氣躁煩心中懊憹心下因鞕則

為結胷屬大陷胷湯證第三十六用前第十方

傷寒五六日嘔而發熱者小柴胡湯證具以他藥下之柴胡證仍在者復與柴胡湯必蒸蒸而振却發熱汗出而觧若心滿而鞕痛者此為結胷大陷胷湯主之但滿而不痛者為痞屬半夏瀉心湯第三十七七味

本以下之故心下痞其人渴而口燥煩小便不利者屬五苓散第三十八五味

傷寒中風下之其人下利日數十行腹中雷鳴心下痞鞕乾嘔心煩復下之其痞益甚屬甘草

瀉心湯第三十九六味

傷寒服藥下利不止心下痞鞕復下之利不止與理中利益甚屬赤石脂禹餘粮湯第四十二味

太陽病外證未除數下之遂協熱而利利不止心下痞鞕表裏不解屬桂枝人參湯第四十一五味

下後不可更行桂枝湯汗出而喘無大熱者屬麻黃杏子甘草石膏湯第四十二四味

陽明病下之外有熱手足溫心中懊憹飢不能食但頭汗出屬梔子豉湯證第四十三用前第七方

傷寒吐後腹脹滿者屬調胃承氣湯證第四十四（用前第九方）

病人無表裏證發熱七八日脉雖浮數可下之假令已下脉數不解不大便者有瘀血屬抵當湯第四十五（四味）

本太陽病反下之腹滿痛屬太陰也屬桂枝加芍藥湯第四十六（五味）

傷寒六七日大下寸脉沈而遲手足厥下部脉不至喉咽不利唾膿血者屬麻黃升麻湯第四十七（十四味）

傷寒本自寒下。復吐下之。食入口。即吐。屬乾薑黄芩黄連人參湯。第四十八。四味

師曰。病人脉微而濇者。此為醫所病也。大發其汗。又數大下之。其人亡血。病當惡寒。後乃發熱。無休止。時夏月盛熱。欲著複衣。冬月盛寒。欲裸其身。所以然者。陽微則惡寒。陰弱則發熱。此醫發其汗。使陽氣微。又大下之。令陰氣弱。五月之時。陽氣在表。胃中虗冷。以陽氣内微。不能勝冷。故欲著複衣。十一月之時。陽氣在裏。胃中煩熱。以陰氣内弱。不能勝熱。故欲裸其身。又陰脉遲濇。故知亡血也。

寸口脈浮大而醫反下之此為大逆浮則無血大則為寒寒氣相搏則為腸鳴醫乃不知而反飲冷水令汗大出水得寒氣冷必相搏其人則餲

太陽病三日已發汗若吐若下若溫針仍不解者此為壞病桂枝不中與之也觀其脈證知犯何逆隨證治之

脈浮數者法當汗出而愈若下之身重心悸者不可發汗當自汗出乃解所以然者尺中脈微此裏虛須表裏實津液和便自汗出愈

凡病若發汗若吐若下若亡血無津液陰陽脈自

和者。必自愈。

大下之後。復發汗。小便不利者。亡津液故也。勿治之。得小便利。必自愈。

下之後。復發汗。必振寒。脉微細。所以然者。以内外俱虚故也。

本發汗而復下之。此為逆也。若先發汗。治不為逆。本先下之。而反汗之。為逆。若先下之。治不為逆。

太陽病。先下而不愈。因復發汗。以此表裏俱虚。其人因致冒。冒家汗出自愈。所以然者。汗出表和故也。得表和。然後復下之。

得病六七日。脉遲浮弱。惡風寒。手足溫。醫二三下之。不能食而脅下滿痛。面目及身黄。頸項强。小便難者。與柴胡湯。後必下重。本渴飲水而嘔者。柴胡不中與也。食穀者噦。

太陽病。二三日。不能臥。但欲起。心下必結。脉微弱者。此本有寒分也。反下之。若利止。必作結胷。未止者。四日復下之。此作恊熱利也。

太陽病。下之。其脉促。一作縱 不結胷者。此為欲解也。脉浮者。必結胷。脉緊者。必咽痛。脉弦者。必兩脅拘急。脉細數者。頭痛未止。脉沉緊者。必欲嘔。脉沉滑者協熱利。脉浮滑者。必下血。

太陽少陽併病。而反下之。成結胷。心下鞕。下利不止。水漿不下。其人心煩。

脉浮而緊。而復下之。緊反入裏。則作痞。按之自濡。但氣痞耳。

傷寒吐下發汗後。虛煩。脉甚微。八九日心下痞鞕。脅下痛。氣上衝咽喉。眩冒。經脉動惕者。久而成痿。

陽明病。能食。下之不觧者。其人不能食。若攻其熱。必噦。所以然者。胃中虛冷故也。以其人本虛。攻其熱。必噦。

陽明病。脉遲。食難用飽。飽則發煩。頭眩。必小便難。此欲作穀疸。雖下之。腹滿如故。所以然者。脉遲故也。

夫病。陽多者熱。下之則鞕。汗。多極。發其汗。亦鞕。

太陽病。寸緩關浮尺弱。其人發熱汗出。復惡寒。不嘔。但心下痞者。此以醫下之也。

太陰之為病。腹滿而吐。食不下。自利益甚。時腹自痛。若下之。必胷下結鞕。

傷寒。大吐大下之。極虛。復極汗者。其人外氣怫鬱。復與之水。以發其汗。因得噦。所以然者。胃中寒冷故也。

吐利發汗後脉平小煩者以新虛不勝穀氣故也

太陽病醫發汗遂發熱惡寒因復下之心下痞表裏俱虛陰陽氣並竭無陽則陰獨復加燒針因胸煩面色青黄膚瞤者難治今色微黄手足溫者易愈。

太陽病得之八九日如瘧狀發熱惡寒熱多寒少其人不嘔清便欲自可一日二三度發脉微緩者為欲愈也脉微而惡寒者此陰陽俱虛不可更發汗更下更吐也面色反有熱色者未欲解也以其

不能得小汗出。身必癢。屬桂枝麻黃各半湯。方一。

桂枝一兩十六銖　芍藥一兩　生薑切一兩

甘草炙一兩　麻黃去節一兩　大棗擘四枚

杏仁二十四箇湯浸去皮尖及兩人者

右七味。以水五升。先煑麻黃一二沸。去上沫。內諸藥。煑取一升八合。去滓。溫服六合。本云桂枝湯三合。麻黃湯三合。併為六合。頓服。

服桂枝湯。或下之。仍頭項強痛。翕翕發熱。無汗。心下滿微痛。小便不利者。屬桂枝去桂加茯苓白朮湯。方二。

芍藥三兩　甘草二兩炙　生薑三兩切

白朮三兩　茯苓三兩　大棗十二枚擘

右六味。以水八升。煑取三升。去滓。溫服一升。小便利則愈。本云桂枝湯。今去桂枝加茯苓白朮。

太陽病。先發汗不解。而下之。脉浮者不愈。浮為在外。而反下之。故令不愈。今脉浮故在外。當須解外則愈。宜桂枝湯。方三。

桂枝三兩去皮　芍藥三兩　生薑三兩切

甘草二兩炙　大棗十二枚擘

右五味。以水七升。煑取三升。去滓。溫服一升。須臾啜熱稀粥一升。以助藥力。取汗。

下之後復發汗。晝日煩躁不得眠。夜而安靜。不嘔不渴。無表證。脉沉微。身無大熱者。屬乾薑附子湯。方四。

乾薑一兩　附子一枚生用去皮破八片

右二味。以水三升。煑取一升。去滓。頓服。

傷寒若吐若下後。心下逆滿。氣上衝胷。起則頭眩。脉沉緊。發汗則動經。身為振振搖者。屬茯苓桂枝白术甘草湯。方五。

茯苓四兩　桂枝三兩去皮　白术二兩　甘草二兩炙

右四味。以水六升。煮取三升。去滓。分溫三服。

發汗若下之後。病仍不觧。煩躁者。屬茯苓四逆湯。方六。

茯苓四兩 人參一兩 附子一枚生用去皮破八片

甘草二兩炙 乾薑一兩半

右五味。以水五升。煮取二升。去滓。溫服七合。日三服。

發汗吐下後。虛煩不得眠。若劇者。必反覆顛倒。心中懊憹。屬梔子豉湯。若少氣者。梔子甘草豉湯。若嘔者。梔子生薑豉湯。七。

肥梔子十四枚擘　香豉四合綿裹

右二味。以水四升。先煑梔子。得二升半。內豉。煑取一升半。去滓。分為二服。溫進一服。得吐者。止後服。

梔子甘草豉湯方

肥梔子十四箇擘　甘草二兩炙　香豉四合綿裹

右三味。以水四升。先煑二味。取二升半。內豉。煑取一升半。去滓。分二服。溫進一服。得吐者。止後服。

梔子生薑豉湯方

肥梔子十四箇擘　生薑五兩切　香豉四合綿裹

右三味。以水四升。先煑二味。取二升半。內豉。煑取一升半。去滓。分二服。溫進一服。得吐者。止後服。

發汗若下之。而煩熱。胷中窒者。屬梔子豉湯證。八。用前初方。

太陽病。過經十餘日。心下溫溫欲吐。而胷中痛。大便反溏。腹微滿。鬱鬱微煩。先此時極吐下者。與調胃承氣湯。若不爾者。不可與。但欲嘔。胷中痛。微溏者。此非柴胡湯證。以嘔故。知極吐下也。調胃承氣湯方九。

大黄四兩酒洗　甘草二兩炙　芒消半升

右三味，以水三升，煑取一升，去滓，內芒消，更上火令沸，頓服之。

太陽病，重發汗而復下之，不大便五六日，舌上燥而渴，日晡所小有潮熱，一云日晡所發，心胷大煩。從心下至少腹鞕滿而痛不可近者，屬大陷胷湯方十。

大黄六兩去皮酒洗　芒消一升　甘遂末一錢匕

右三味，以水六升，煑大黄取二升，去滓，內芒消，煑兩沸，內甘遂末，溫服一升，得快利，止後服。

傷寒五六日已發汗而復下之胷脅滿微結小便不利渴而不嘔但頭汗出往來寒熱心煩者此為未解也屬柴胡桂枝乾薑湯方十一

柴胡半斤　桂枝三兩去皮　乾薑二兩

栝樓根四兩　黃芩三兩　甘草二兩炙

牡蠣二兩熬

右七味以水一斗二升煮取六升去滓再煎取三升溫服一升日三服初服微煩後汗出便愈

傷寒發汗若吐若下解後心下痞鞕噫氣不除者屬旋復代赭湯方十二

旋復花三兩　人參二兩　生薑五兩
代赭一兩　甘草三兩炙　半夏半升洗
大棗十二枚擘
右七味。以水一斗。煑取六升。去滓再煎取三升。
溫服一升。日三服。
傷寒大下之。復發汗。心下痞。惡寒者。表未解也。不
可攻痞。當先解表。表解乃攻痞。解表宜桂枝湯。用
前方。攻痞宜大黃黃連瀉心湯。方十三。
大黃二兩酒洗　黃連一兩
右二味。以麻沸湯二升。漬之。須臾絞去滓。分溫

再服。有黄芩見第四卷中。

傷寒若吐下後七八日不解。熱結在裏。表裏俱熱。時時惡風。大渴。舌上乾燥而煩。欲飲水數升者。屬白虎加人參湯。方十四。

知母六兩　石膏一斤碎　甘草二兩炙

粳米六合　人參三兩

右五味。以水一斗。煑米熟湯成。去滓。温服一升。日三服。

傷寒若吐若下後。不解。不大便五六日。上至十餘日。日晡所發潮熱。不惡寒。獨語如見鬼狀。若劇者。

發則不識人。循衣摸牀。惕而不安。一云順衣妄撮。怵惕不安。微喘直視。脉弦者生。濇者死。微者但發熱讝語者。屬大承氣湯。方十五。

大黃四兩去皮酒洗　厚朴半斤炙　枳實五枚炙

芒消三合

右四味。以水一斗。先煑二味。取五升。內大黃。煑取二升。去滓。內芒消。更煑令一沸。分溫再服。得利者。止後服。

三陽合病。腹滿身重。難以轉側。口不仁。面垢。又作枯。一云向經。

譫語遺尿。發汗則譫語。下之則額上生汗。若手足逆冷自汗出者。屬白虎湯十六。

知母六兩　石膏一斤碎　甘草二兩炙

粳米六合

右四味以水一斗。煑米熟湯成。去滓溫服一升。日三服。

陽明病。脉浮而緊。咽燥。口苦。腹滿而喘。發熱汗出。不惡寒。反惡熱。身重。若發汗則躁。心憒憒而反譫語。若加溫針。必怵惕煩躁不得眠。若下之。則胃中空虛。客氣動膈。心中懊憹。舌上胎者。屬梔子豉湯。

證十七。用前第七方

陽明病。下之。心中懊憹而煩。胃中有燥屎者。可攻。腹微滿。初頭鞕。後必溏。不可攻之。若有燥屎者。宜大承氣湯。第十八。用前第十五方

太陽病。若吐若下。若發汗後。微煩。小便數。大便因鞕者。與小承氣湯和之。愈。方十九。

大黃四兩酒洗　厚朴二兩炙　枳實三枚炙

右三味。以水四升。煮取一升二合。去滓。分溫二服。

大汗若大下而厥冷者。屬四逆湯。方二十。

甘草二兩炙　乾薑一兩半　附子一枚生用去皮破八片

右三味。以水三升。煮取一升二合。去滓。分溫再服。强人可大附子一枚。乾薑四兩。

太陽病。下之後。其氣上衝者。可與桂枝湯。若不上衝者。不得與之。二十一。用前第三方

太陽病。下之後。脉促。胸滿者。屬桂枝去芍藥湯方。二十二。促一作縱

桂枝三兩去皮　甘草二兩炙　生薑三兩

大棗十二枚擘

右四味。以水七升。煮取三升。去滓。溫服一升。本

云桂枝湯。今去芍藥。

若微寒者。屬桂枝去芍藥加附子湯。方二十三。

桂枝三兩去皮　甘草二兩炙　生薑三兩切

大棗十二枚擘　附子一枚炮

右五味。以水七升。煑取三升。去滓。溫服一升。本云桂枝湯。今去芍藥加附子。

太陽病桂枝證。醫反下之。利遂不止。脉促者。表未解也。喘而汗出者。屬葛根黃芩黃連湯。方二十四。促一作縱

葛根半斤　甘草二兩炙　黃芩三兩

黃連三兩

右四味以水八升先煑葛根減二升內諸藥煑取二升去滓溫分再服

太陽病下之微喘者表未解故也屬桂枝加厚朴杏子湯方二十五

桂枝三兩去皮　芍藥三兩　生薑三兩切

甘草二兩炙　厚朴二兩炙去皮　大棗十二枚擘

杏仁五十箇去皮尖

右七味以水七升煑取三升去滓溫服一升

傷寒不大便六七日頭痛有熱者與承氣湯其小

便清者。一云大便青。知不在裏。仍在表也。當須發汗。若頭痛者。必衄。宜桂枝湯。二十六。用前第三方

傷寒五六日。大下之後。身熱不去。心中結痛者。未欲解也。屬梔子豉湯證。二十七。用前第七方

傷寒下後。心煩腹滿。臥起不安者。屬梔子厚朴湯。方二十八。

梔子十四枚擘　厚朴四兩炙　枳實四箇水浸炙令赤

右三味。以水三升半。煮取一升半。去滓。分二服。溫進一服。得吐者。止後服。

傷寒醫以丸藥大下之。身熱不去。微煩者。屬梔子

乾薑湯方二十九。

梔子十四箇擘　乾薑二兩

右二味。以水三升半。煑取一升半。去滓。分二服。一服得吐者。止後服。

凡用梔子湯。病人舊微溏者。不可與服之。

傷寒醫下之。續得下利清穀不止。身疼痛者。急當救裏。後身疼痛。清便自調者。急當救表。救裏宜四逆湯。救表宜桂枝湯。三十。並用前方

太陽病。過經十餘日。反二三下之。後四五日。柴胡證仍在者。先與小柴胡。嘔不止。心下急。一云嘔止小安。鬱

鬱微煩者為未解也可與大柴胡湯下之則愈方

三十一

柴胡半斤　黄芩三兩　芍藥三兩

半夏半升洗　生薑五兩　枳實四枚炙

大棗十二枚擘

右七味以水一斗二升煮取六升去滓再煎取三升温服一升日三服一方加大黄二兩若不加恐不為大柴胡湯

傷寒十三日不解胷脅滿而嘔日晡所發潮熱已而微利此本柴胡下之不得利今反利者知醫以

丸藥下之。此非其治也。潮熱者實也。先服小柴胡湯以解外。後以柴胡加芒消湯主之。方三十二。

柴胡二兩十六銖 黃芩一兩 人參一兩

甘草一兩炙 生薑一兩 半夏二十銖舊云五枚洗

大棗四枚擘 芒消二兩

右八味。以水四升。煑取二升。去滓。內芒消。更煑微沸。溫分再服。不解更作。

傷寒十三日。過經讝語者。以有熱也。當以湯下之。若小便利者。大便當鞕。而反下利。脉調和者。知醫以丸藥下之。非其治也。若自下利者。脉當微厥。今

反和者。此為内實也。屬調胃承氣湯。證三十三。用前第九方

傷寒八九日。下之。胷滿煩驚。小便不利。讝語。一身盡重。不可轉側者。屬柴胡加龍骨牡蠣湯。方三十四。

柴胡四兩　龍骨一兩半　黄芩一兩半

生薑一兩半切　鉛丹一兩半　人參一兩半

桂枝一兩半去皮　茯苓一兩半　半夏二合半洗

大黄二兩　牡蠣一兩半熬　大棗六枚擘

右十二味。以水八升。煑取四升。内大黄。切如碁

子更煑一兩沸去滓溫服一升本云柴胡湯今
加龍骨等。

火逆下之因燒針煩躁者屬桂枝甘草龍骨牡蠣
湯方三十五。

桂枝一兩去皮　甘草二兩炙　龍骨二兩
牡蠣二兩熬

右四味以水五升煑取二升半去滓溫服八合。
日三服。

太陽病脈浮而動數浮則為風數則為熱動則為
痛數則為虛頭痛發熱微盜汗出而反惡寒者表

未解也醫反下之動數變遲膈內拒痛一云頭痛即眩胃中空虛客氣動膈短氣躁煩心中懊憹陽氣內陷心下因鞕則為結胷屬大陷胷湯證若不結胷但頭汗出餘處無汗劑頸而還小便不利身必發黃三十六用前第十方

傷寒五六日嘔而發熱者柴胡湯證具而以他藥下之柴胡證仍在者復與柴胡湯此雖已下之不為逆必蒸蒸而振却發熱汗出而解若心下滿而鞕痛者此為結胷也大陷胷湯主之用前方但滿而不痛者此為痞柴胡不中與之屬半夏瀉心湯

方三十七。

半夏半升洗 黃芩三兩 乾薑三兩

人參三兩 甘草三兩炙 黃連一兩

大棗十二枚擘

右七味。以水一斗。煑取六升。去滓。再煎取三升。溫服一升。日三服。

本以下之。故心下痞。與瀉心湯。痞不解。其人渴而口燥煩。小便不利者。屬五苓散。方三十八。一方云。忍之一日乃愈。

猪苓十八銖去黑皮 白朮十八銖 茯苓十八銖

澤瀉一兩六銖　桂心半兩去皮

右五味。為散。白飲和服方寸匕。日三服。多飲煖水。汗出愈。

傷寒中風。醫反下之。其人下利日數十行。穀不化。腹中雷鳴。心下痞鞕而滿。乾嘔心煩不得安。醫見心下痞。謂病不盡。復下之。其痞益甚。此非結熱。但以胃中虛。客氣上逆。故使鞕也。屬甘草瀉心湯方三十九。

甘草四兩炙　黃芩三兩　乾薑三兩

半夏半升洗　大棗十二枚擘　黃連一兩

右六味以水一斗煑取六升去滓再煎取三升温服一升日三服有人參見第四卷中

傷寒服湯藥下利不止心下痞鞕服瀉心湯已復以他藥下之利不止醫以理中與之利益甚理中理中焦此利在下焦屬赤石脂禹餘粮湯復不止者當利其小便方四十

赤石脂一斤碎　太一禹餘粮一斤碎

右二味以水六升煑取二升去滓分温三服

太陽病外證未除而數下之遂協熱而利利下不止心下痞鞕表裏不觧者屬桂枝人參湯方四十

一。

桂枝四兩別切去皮　甘草四兩炙　白朮三兩

人參三兩　乾薑三兩

右五味。以水九升。先煑四味。取五升。內桂。更煑取三升。去滓。溫服一升。日再。夜一服。

下後不可更行桂枝湯。汗出而喘。無大熱者。屬麻黃杏子甘草石膏湯。方四十二。

麻黃四兩去節　杏仁五十箇去皮尖　甘草二兩炙

石膏半斤碎

右四味。以水七升。先煑麻黃。減二升。去上沫。內諸藥煑取三升。去滓。溫服一升。本云黃耳杯。

陽明病。下之。其外有熱。手足溫。不結胷。心中懊憹。飢不能食。但頭汗出者。屬梔子豉湯證四十三。用前第七初方

傷寒吐後。腹脹滿者。屬調胃承氣湯證四十四。用前第九方

病人無表裏證。發熱七八日。脉雖浮數者。可下之。假令已下。脉數不解。今熱則消穀喜飢。至六七日。不大便者。有瘀血。屬抵當湯。方四十五。

大黃三兩酒洗　桃仁二十枚去皮尖　水蛭三十枚熬

䗪蟲去翅足三十枚熬

右四味。以水五升。煮取三升。去滓。溫服一升。不下。更服。

本太陽病。醫反下之。因爾腹滿時痛者。屬太陰也。

屬桂枝加芍藥湯。方四十六。

桂枝三兩去皮　芍藥六兩　甘草二兩炙

大棗十二枚擘　生薑三兩切

右五味。以水七升。煮取三升。去滓。分溫三服。本云桂枝湯。今加芍藥。

傷寒六七日。大下。寸脉沉而遲。手足厥逆。下部脉

不至喉咽不利唾膿血泄利不止者為難治屬麻黃升麻湯方四十七

麻黃二兩半去節　升麻一兩六銖　當歸一兩六銖

知母十八銖　黃芩十八銖　萎蕤十八銖一作菖蒲

芍藥六銖　天門冬六銖去心　桂枝六銖去皮

茯苓六銖　甘草六銖炙　石膏六銖碎綿裹

白朮六銖　乾薑六銖

右十四味以水一斗先煮麻黃一兩沸去上沫內諸藥煮取三升去滓分溫三服相去如炊三斗米頃令盡汗出愈

傷寒本自寒下。醫復吐下之。寒格更逆吐下。若食入口。即吐。屬乾薑黃芩黃連人參湯。方四十八。

乾薑　黃芩　黃連　人參各三兩

右四味。以水六升。煑取二升。去滓。分温再服。

世讓堂翻宋板

傷寒論後序

夫治傷寒之法。歷觀諸家方書。得仲景之多者。惟孫思邈。猶曰見大醫療傷寒。惟大青知母等諸冷物投之。極與仲景本意相反。又曰。尋方之大意。不過三種。一則桂枝。二則麻黄。三則青龍。凡療傷寒不出之也。嗚呼。是未知法之深者也。奈何仲景之意。治病發於陽者。以桂枝生薑大棗之類。發於陰者。以乾薑甘草附子之類。非謂全用温熱藥。蓋取素問辛甘發散之說。且風與寒。非辛甘不能發散之也。而又中風自汗。用桂枝。傷寒無汗。用麻黄。中風見寒脉。傷寒見風脉。用青龍。若不知此。欲治傷寒者。是未得其門矣。然則此之三方。春冬所宜用之。若夏秋之時。病多中暍。當行白虎也。故陰陽大論云。脉盛身寒。得之傷寒。脉虚身熱。得之傷暑。又云。五月六月。陽氣已盛。為寒所折。病熱則重。別論云。太陽中熱。暍是也。其人汗出惡寒。身熱而渴。白虎主之。若誤服桂枝麻黃輩。未有不黃發斑出脫血而得生者。此古人所未至。故附于卷之末云。